国立がん研究センター東病院方式

腹腔鏡下直腸癌手術徹底レクチャー

[手術総論・TME・ISR編]

編著 伊藤雅昭

金原出版株式会社

序文

みなさんの原点って何ですか？

この漠然とした問いに行きついた理由については自分でもよくわからない。ただテレビで薬師丸ひろ子が「セーラー服と機関銃」を歌っている姿を見てなぜか涙が込み上げてきたからともいえる。言い訳のように聞こえるが，この曲にとりわけ思い出があるわけではない。ただこの曲の流れていた当時の懐かしい情景がその時の僕に何かを刷り込んだようである。このような偶然が何かを思い出すきっかけになることは珍しくない。

僕は中学から高校にかけて映画を一人でよく見に行くような少年だった。さらに駄作ではあるが自分でシナリオを書いて8mm映画も何本かつくった。当時は自分の才能のなさに本当に辟易として，周りの才能に満ちあふれた同級生に嫉妬していた。その中でも特に異彩を放っていた同級生が昨年他界した。彼と最後に飲んだ時の情景は今でもはっきりと思い出される。昔からのたまり場である渋谷のお店で飲んだ記憶が最後である。その時の何かもやもやしたままの感情が今でも消し去ることはできない。彼は最後の仕事として，一本の劇場映画を残して去っていった。もう確認することはできないが，彼も思春期の強烈な記憶の一端を忘れずに心のどこかにしまっておいたはずだ。高校時代に彼と一緒に撮った最後の映画から長い時間を経てカルマは小名木川に導かれた。多感な時期に僕らはお互いのidentityの交錯に時間を費やし，不要な汗をかき，息弾ませて走ることに没頭した。とても無駄で，退屈で，時々楽しい時間の繰り返しが少しだけ僕らに模倣でなく新たな価値をつくることの楽しさを残してくれた。

僕の原点？

僕はなぜか外科医になった。幼少の何かのきっかけがその動機づけとなり，小学校の卒業文集に将来の夢として宣言するような過程を踏んできたわけでもない。むしろ大学の卒業間近に外科医になろうと告白した時に後輩にひどく罵られた。もともと太く短い僕の指は到底スマートな外科医のそれには似合わない。器用さ，繊細さというイメージからほど遠いものだと的確に指摘された。それでも外科の道に進んだことには少しばかりの憧れがあったからである。やったことのない手術という一大イベントを完結させることができたときにどんな充実感があるのだろう？　そんな漠然とした憧れに，並行する自分はイエスを出した。時に華美なイメージは現実を超え，次第に妄想に転じる。妄想が現実に引き戻される転換期は，「国立がん研究センター東病院」で外科レジデントとしての一歩を踏み出したときだった。

国立がんセンター外科レジデント

序文

としての1年目の日常はあまり思い出したくないほどだ。何がきついかといえば，手術の技量が明らかに同年代のレジデント医師たちと比べ劣っていた。結果として3年間に執刀したすべての手術に満足できたことは一度もなかった。一例一例，悶々と自らの知識，技量，判断の不足を自答する日々。技術を生業とする外科医にとって手術が下手であると認識せざるを得ないこの現実は，本当につらいものである。中でも最も強烈な思い出は，外科医にとって日常的に行われるべき「糸結び」の技量不足であった。外科医の名刺代わりともいえる「糸結び」において僕は明らかに下手であった。精度に欠け，時間のかかる糸結びしか患者さんに提供できない自分の技量不足の現実を認めるしか選択肢はなかった。

当時外科レジデントの白衣には，練習で結ばれたたくさんの糸がぶら下がっていた。どの外科医も暇さえあれば四六時中糸結びの練習をしていた。その結果，ほぼすべての若い外科医の白衣にはたくさんの絹糸がぶら下がっていたというわけである。それは決して見栄えのいいものとはいえないが，今になってみるとみんな自分の手術技量に満足していなかったことを懐かしく理解できる。そんな時期に幸運にも目指すべき外科医に出会うことができた。小野正人先生は僕ほど短くはないが，一見どんくさい太い指で行われる，最も美しく最も早い糸結びの光景は，今でも容易に思い出すことができる。輝いていた。外科医として手術に向かう戦略は卓越していた。どんなに難しい手術であってもそれを乗り越える戦略があった。初めて超えるべき大きな目標を得た気がした。でも高く遠く，すぐには絶対に到達できない道のり。

これが僕の外科医としての原点であったと思う。

二重らせん。
ヒトの遺伝子配列は極めて巧妙で単純だ。二重らせんを形成する4つの塩基配列がすべての生物の原点である。

この4つの塩基配列が相互に結びつきながら，2つのらせんはゆったりと弧を描き，今ある場所から一度離れたかと思えばまたゆっくりと元の場所に戻ってくる。約10個の塩基配列を経てらせんは1回転し，元の場所に近づいたときにらせんは少しばかり上にいる。

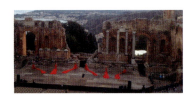

最近訪れたイタリアのある町での1枚の写真。夕暮れ時のあまりにも美しい景観は右側に山があり，左側にはタオルミーナの海原が広がっていた。ギリシャ人によって紀元前3世紀頃建設されたこの古い劇場では，今なおコンサートが催されてい

序文

る。旅の主たる目的ではなかったが、ふと訪れたこの場所の美しさに不意をつかれたようにしばらく動けなかった。

そして、ここにもう一つの写真がある。

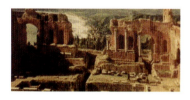

僕の父が残した本のあるページにこの写真があった。35年前にギリシャ劇場のおそらく同じ場所からこの写真は撮られている（と確信した）。

父は存命の頃、40代半ばでイタリアの美術品を日本に持ち込む仕事をしていて、その一連のイタリア道中を自らの紀行文として残していた。他界した後に残された1冊の本をあまり大きな感動もなく流し読みした記憶しかない。

しかし、再びこの写真を見つけた時に僕は大きく心が揺さぶられた。

二つのらせんは、同じ場所に戻っていた。

父が記したその本はおそらく父にとって一つの原点であったと思う。父が40代半ばで初めて訪れたイタリアの美しく、強烈な印象とともにこの記憶を原点として残しておきたかったのだと今の僕は理解できる。そして同じような年でなんの約束もなく、偶然同じ場所の同じ景色に心を奪われたことで、もうそれでいいと僕は思う。

本書は我々NCC Eastの原点の書である。我々のDNAの集大成である。

直腸癌の治療を腹腔鏡手術で行うと決めた日から、毎朝毎朝細かいことにもこだわり、熱い議論にエネルギーを消耗しながら、それでも息弾ませて走ることをやめなかった僕の原点がこの本の中にあると僭越ながらに思う。

前作に続き多くの方々のご尽力によってやっと完成しました。執筆やビデオ作製に力を貸してくださった大腸外科の皆様に心より感謝申し上げます。また、不精な僕の執筆活動を見捨てずに完成まで導いてくださった金原出版の片山晴一さん、編集協力の佐藤嘉宏さん、動画編集協力の増田泰史さんにはとりわけ感謝申し上げます。

そして、いつかみなさんの歩むらせんがまた偶然にもこの書に近づくことがあれば、心から幸せだと思えます。

いつか同じ景色を見ることを夢見て。

2018年3月4日
北京空港から飛び立った空の上で再びこの序文を書き終える。

伊藤雅昭

Contents

序文 …… 003
執筆者一覧／本書の読み方 …………………………………………………………………………………… 009
付録DVDの使い方 ……………………………………………………………………………………………… 010
索引 ……… 214
あとがき・推薦のことば ……………………………………………………………………………………… 219

≪ 総論 Outline

内視鏡手術技術習得のためのメソッドとカリキュラム …………………………………… 011

Lecture 01　内視鏡手術序論 ……………………………………………………………………… 012
- Section 01　臨床試験からみた内視鏡手術 ……………………………………………………… 012
- Section 02　Team NCC Eastはさらに進化する ………………………………………………… 013

Lecture 02　効率的習得のための作業分解 …………………………………………………… 014
- Section 01　内視鏡手術とは何か ………………………………………………………………… 014
- Section 02　内視鏡手術を分解する ……………………………………………………………… 015

Lecture 03　術者の要素作業「剥離」を動作に分解する …………………………………… 020
- Section 01　術者左手で行う動作 ………………………………………………………………… 020
- Section 02　術者右手で行う動作 ………………………………………………………………… 022

Lecture 04　視野展開力
助手の力量＋術者の支配力＝チームの視野展開力 ……………………………………………… 026
- Section 01　視野展開における助手のコントロール …………………………………………… 026
- Section 02　視野展開の基本原則 ………………………………………………………………… 027
- Section 03　3次元視野展開（3D traction）を行うための3原則 …………………………… 028
- Section 04　助手の作業とスコピストの作業 …………………………………………………… 029

Lecture 05　Team NCC Eastの進化形 …………………………………………………………… 030
- Section 01　評価・フィードバックは繰り返すことに意味がある …………………………… 030
- Section 02　Learning curveゼロを目指して …………………………………………………… 032

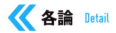

「作業分解手法」による TME・ISRの基本手技 ... 033

Sequence 00 腹腔鏡下直腸切除における前半部分
—TME開始に至るまでの手術操作— ... 034

Scene 01	直腸後腔に入る 腹膜翻転部までの右壁剥離と直腸背側剥離	036
Note	Rectosacral fasciaの解剖	044
Scene 02	内側アプローチからIMA処理	046
Scene 03	血管処理後の内側アプローチ	053
Scene 04	外側アプローチ	058
Scene 05	脾彎曲部授動	064
Note	術中に血流温存を可視化する	070
Scene 06	直腸左側剥離	072
伊藤の目	癒着剥離はちょっとだけ腸間膜寄りで	063
	口側結腸授動のための3条件	069

Sequence 01 TME (total mesorectal excision) ... 076

Scene 01	前壁①	080
Note	直腸牽引方法の工夫	086
Scene 02	右側壁	088
Scene 03	左側壁	094
Scene 04	前側壁（NVB近傍の剥離）	100
Note	中直腸動脈の解剖	109
Scene 05	後壁	110
Scene 06	前壁②	114
Scene 07	直腸間膜処理	118
Scene 08	切離・吻合	128
Note	直腸癌における腹腔鏡手術と開腹手術の大規模比較試験の世界現状	150
Note	直腸切離方法，切離回数および縫合不全の関連性	152
Note	再建方法のエビデンス	154
伊藤の目	助手鉗子の位置の注意点	090
	肛門挙筋付近の剥離層について	093
	術者左手による牽引方向の工夫	097
	右下ポート配置	099

Contents

伊藤の目	止血のための有用なデバイス：止血用吸引管	117
	間膜処理のスピードアップテクニック	122
	自動縫合器の選択について	131
	恥骨上からの直腸縦切離法	137
	着脱式クランパーとドワイヤン鉗子の使い分け	141
	アンビルヘッドのサイズ選択について	142
	吻合部が低位の場合のstaple line損傷予防法	148

Sequence 02　ISR（intersphincteric resection） ... 156

- Scene 01　腹腔側からのintersphincteric dissection ... 160
- Scene 02　領域①直腸側方 ... 161
- Scene 03　領域②直腸前側方 ... 170
- Scene 04　領域③直腸後方 ... 176
- Scene 05　領域④直腸前方 ... 180
- Scene 06　肛門操作のためのセッティング ... 186
- Scene 07　開肛器を用いた肛門展開 ... 190
- Scene 08　肛門管剥離 ... 194
- Scene 09　口側結腸の切離 ... 201
- Scene 10　肛門吻合 ... 204
- Note　直腸切除術後の再建方法について ... 208
- Note　ISR術後の肛門機能 ... 210
- Note　排便機能障害に対する仙骨神経刺激療法について ... 212

伊藤の目	肛門管の解剖（HL，DL，AVの関係）	169
	側方→前側方か，前側方→側方か	175
	肛門管近傍の外科解剖の特徴に沿ったISRの剥離方法	185
	術後の粘膜脱予防や強固な吻合のためのコツ	207

編集協力 ……… 佐藤嘉宏
装丁 ……… 蠣崎　愛
本文デザイン …… 安野久美子（BRERA）／蠣崎　愛
動画編集協力 …… 増田泰史（日本ディックス）

執筆者一覧

編集

伊藤雅昭
国立がん研究センター東病院大腸外科 科長

執筆

国立がん研究センター東病院大腸外科チーム
（Team NCC East）

伊藤雅昭	佐々木剛志	西澤祐吏	塚田祐一郎
池田公治	稲守宏治	岡田晃一郎	合志健一
近藤彰宏	栅山尚紀	長谷川寛	浜部敦史
松永理絵	三浦奈緒子		

動画編集協力

片山雄介　　北口大地

本書の読み方

本書は腹腔鏡下直腸癌手術の手技を解説したもので，総論と各論からなります．とくに手技をステップ・バイ・ステップ方式で詳述している各論は，次の項目に沿って構成されています．

Exposure 　視野展開プロセスに関する手技です．

Dissection 　剥離操作プロセスに関する手技です．

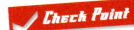

手技の節目節目で確認しておきたいチェックポイントです．この内容を逐次確認した後，次のプロセスへ進んでください．

思わぬ落とし穴，看過すると招きかねない危険について，ピットフォールとして注意を喚起するとともに，その対処方法を説明しています．

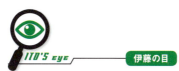

スキルアップのために習得しておきたいコツ，より専門性と知見を深めるのに役立つ情報などを解説しています．

付録DVDの使い方

　付録DVDには，国立がん研究センター東病院大腸外科で行われた直腸癌手術を撮影した映像がDVDビデオ形式で収録されています（収録時間：約120分）。閲覧するには，DVDビデオ対応プレイヤーまたはDVDビデオを再生できるパソコンが必要です。

　収録されたソフトウェア・データ等はすべて著作権上の保護を受けています。収録されたソフトウェア・データ等を使用したことによるいかなる損害に対しても当社ならびに著作権者は一切の責任を負いかねます。操作方法の詳細については，ご使用になるDVDプレイヤーなどの取扱説明書をご覧ください。

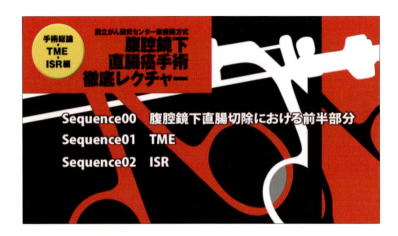

メインメニュー画面

① DVDプレイヤーのリモコンのメニューボタンを押すと，図のようなメインメニュー画面を呼び出すことができます。
② 方向（▲▼◀▶）ボタンで選択したい項目を選び，エンター（選択）ボタンを押すと項目が選択されます。

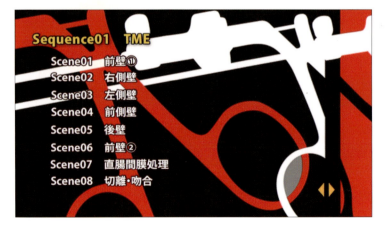

チャプター画面

① メインメニュー画面の「Sequence」項目を選ぶとチャプター画面が表示されます。
② チャプターを方向（▲▼◀▶）ボタンで選び，エンター（選択）ボタンを押すと，任意のSceneの手術手技を閲覧できます。

視聴上の注意

● 音声について
　音声は一部のSceneに収録されています。一部に無音部分を含むSceneがあります。
　音声は術中に録音されたものであり，すべての動きを解説したものではありません。各手技の解説は書籍本編をお読みください。
　収録環境によりノイズや聞き取りづらい箇所が含まれています。

● 症例について
　動画は1つの症例ではなく，複数の症例から構成されています。
　Sceneによって書籍本編とは異なる症例を使用している場合があります。
　TME-Scene 05「後壁」とISR-Scene 04「領域③直腸後方」は共通の動画を使用しています。

総論 Outline

内視鏡手術技術習得のためのメソッドとカリキュラム

大規模臨床試験によって高水準な治療成績が証明された内視鏡手術。前著『認定資格取得のための腹腔鏡下S状結腸手術徹底レクチャー』で用いた作業分解手法をさらに洗練・確立し，腹腔鏡下での直腸癌手術にも適用した。ここではその方法論を述べるとともに，手術を成功に導くのに必要な剥離や視野展開スキル，教育・習得のためのカリキュラムをまとめた。

Lecture 01

内視鏡手術序論

一過性の流行にすぎないと思われた内視鏡手術。予想に反して，大腸癌に対する腹腔鏡手術は保険収載，症例の蓄積を経て，大規模な臨床試験から高水準な治療成績が証明された。一方で，内視鏡手術が難度の高い手術であることに変わりはない。安全な手術技能を早期に習熟する方法論とカリキュラムが今後より重要になる。

Section 01

臨床試験からみた内視鏡手術

一過性では終わらなかった内視鏡手術の波

筆者が医師になったころの二十数年前の外科治療は拡大手術が全盛であったころである。big surgery, big incisionを代表するように，手術の多くは大開腹のもとで大きくとることで，癌の根治性を少しでも向上させようとする時代の集大成を迎えようとしていた。

そこから多くの時間を経ることもなく1990年代前半に日本では内視鏡手術が到来した。最初にこの手術に出会ったときに，このような鉗子操作の制約が強く手術時間がいたずらに長引く内視鏡手術に前向きな印象はなかった。一時的な外科医の熱は，きっと感冒が治るがごとく冷めていくのではないかと予想したものである。

しかし，筆者の最初の予想はまったく外れることになり，さらには予想をはるかに上回る時代転換を今，目の当たりにしている。大腸癌に対する腹腔鏡手術は，1996年に早期癌を対象に保険収載され，その後の順調な症例集積とともに2002年には進行癌も含めた全大腸癌に保険診療がカバーされることになった。

時を同じくし世界中の大腸外科の試験グループはこぞってこの新しい手術方法が，本物なのか偽物なのかを証明するために大規模臨床試験を行ってきた。その結果すべての試験で結腸癌に対する腹腔鏡手術は開腹手術と同等の治療成績であると証明された（**表1**）。

表1 ● 大腸癌に対する腹腔鏡手術と開腹手術の無作為比較試験

著者・グループ	症例数	治療法	生存率
COST study (2007) p=0.93	435 428	Laparoscopic open	76.4% (5year) 74.6%
CLASICC Trial (2007) p=0.55	526 268	Laparoscopic open	68.4% (3year) 66.7%
Lacy AM et al. (2004) p=0.03	111 108	Laparoscopic open	91% (43months)* 79%

*cancer related mortality

証明された日本の腹腔鏡下手術の極めて高水準な治療成績

そして2016年,日本の臨床試験グループが,長きにわたる多くの人たちの継続的な努力を経て一つの結果を得た。すなわち結腸癌に対する腹腔鏡下大腸切除術の立ち位置を検証する多施設第Ⅲ相試験の結果が報告されるに至ったのである。

これは開腹下手術に対する腹腔鏡下手術の非劣性を検証しようとした臨床試験であり,十数年前の計画当初は75%の5年累積生存率を見込んでサンプルサイズが計算された。すべての登録症例の5年経過観察を終え,開腹下手術と腹腔鏡下手術の生存曲線はほぼ重なり,ともに90%を超える極めて高水準の日本の腹腔鏡下手術の治療成績が証明された。予想をはるかに上回る治療成績で,死亡イベントが当初よりもかなり少なかったために,腹腔鏡下手術の開腹手術に対する非劣性は統計学的には証明されない結果となった。これは主にサンプルサイズ不足に起因するものであり,結腸癌に対する腹腔鏡手術の高水準な治療成績が得られたことに疑いの余地はない。

今後も大腸癌手術に対する腹腔鏡手術の占める位置は増すことはあれ,減じていくことはなかろう。ただ,この試験からも示された警鐘として,開腹手術にはなかった合併症発生や術後生存率における施設間差が腹腔手術に認められた。

この点については今後,内視鏡手術を学ぶべきすべての医師の肝に銘じる結果であると強調したい。すなわち,「内視鏡手術は本来難しい手術」なのであって,技術習熟のためのトレーニングや努力なくして本手術の安全な施行は達成されないということである。

Section 02
Team NCC Eastはさらに進化する

 内視鏡手術習得の王道は共有され進化すべき情報である

患者さんに提供できる最低限の手術技能をより早期に習熟するために,何が必要なのであろうか。この命題を解決しようとした我々のもがきが本書で記された内容である。

前著『認定資格取得のための腹腔鏡下S状結腸手術徹底レクチャー』(2015年,金原出版)では,数年前から我々国立がん研究センター東病院大腸外科チーム(Team NCC East)で作り出した腹腔鏡手術教育論をすべて紹介させていただいた。一つ一つの視野展開の方法,何を鉗子で持ち,どのように引っ張るべきか,剥離のときに左手の行うべき作業は何か,右手は…等々,非常に細かい部分にまでフォーカスしたこだわりの本であり,当時の我々のファイナルアンサーであった。

その後3年を経て,Team NCC Eastはさらに進化した。内視鏡手術の習得方法にはきっと王道がある,と筆者は思う。そしてその王道は隠されるものではなく,共有されるべき情報であり,みんなが一歩前に進むべき情報の一つであると思う。

王道はさらに進化する運命にある。

Lecture 02

効率的習得のための作業分解

手術場面・操作を最小単位に分割し，そこで行われる動作を細かく切り分ける。こうした作業分解があって初めて手技の効率的習得が可能になる。我々は，内視鏡手術のプロセスを映画に模してシーンとカットに分け，IE手法の応用で手術手技の動作を分析した。

«« Section 01
内視鏡手術とは何か

«« 内視鏡手術は映画である

腹腔鏡手術に代表されるいわゆる内視鏡手術は，すべての外科医がモニターに映し出された画像情報をもとに手術中の状況を判断し，自らの持つ鉗子やデバイスを用いて視野展開と剥離を繰り返し行う作業である。テレビモニターに映し出された動画は，どの外科医にとっても同じ情報として共有されるばかりでなく，その動画情報を映画におけるシナリオのように切り分けることが可能である。

ここでは大きな統一場面としてのシーンとさらに細かい場面としてのカットに分解する。そしてカットごとに登場人物（鉗子やデバイス）の動きを詳細に描出し，台本のごとく作り込むことができる（図1）。本編ではTME（total mesorectal excision）やISR（intersphincteric resection）といった直腸癌に対する手術手技に焦点を絞り，そのシナリオを作り込んだ。

図1 ● 腹腔鏡下S状結腸切除における手術場面（シーン）分解の実例

Scene 01	手術が開始できる術野の展開
Scene 02	直腸後腔に入る
Scene 03	IMA 処理前の内側アプローチ
Scene 04	血管処理
Scene 05	IMA 処理後の内側アプローチ
Scene 06	外側アプローチ
Scene 07	直腸周囲剥離
Scene 08	直腸間膜処理
Scene 09	切離・吻合
Scene 10	ドレーン挿入から閉創まで

Scene 02 の細分化:
- Cut 01 腸間膜を展開する
- Cut 02 腸間膜を切開する
- Cut 03 直腸固有筋膜を同定する
- Cut 04 直腸固有筋膜に沿って剥離する

Lap-Sの手術局面を10のSceneに分け，さらに細かいCutごとに細分化した

手術場面の分解から，最小単位での手術操作の分解へ

このように内視鏡手術をシーンやカットに分解することは，すなわち「手術場面を分解する」作業として説明される。さらにそれぞれの手術場面において次に行うべき分解要素は，「手術操作を分解する」ことである（図2）。内視鏡手術を効率的に的確に習得するためには，内視鏡手術で行われていることを最小単位に分解して，それら一つ一つに言葉を当てはめ，内視鏡手術を理解することが必要である。

図2 ● 手術を分解する—Factorization

手術場面を分解する（Scenario oriented Surgery）
- 各論的アプローチ
- 腹腔鏡手術は映画のようにシーンとカットで構成される
- 腹腔鏡手術のシナリオ化，作業の言語化と絵コンテ

手術操作を分解する（Exposure & Dissection）
- 総論的アプローチ
- 手術操作は2つしかない
- 視野展開（exposure）と剥離（dissection）
- チーム力と個人力

Section 02
内視鏡手術を分解する

Industrial engineering手法を応用する

内視鏡手術は，まず手術場面を分解してシナリオ作りに落とし込むシーンやカットに分割することができる。この分割方法については各施設の経験や考え方の違いは尊重すべきで，画一的なシーンである必要はない。しかし，内視鏡手術の型を作り込むうえで「内視鏡手術をシーンやカットに分解する」工程は理にかなっており，合理的な評価方法であるといえる。

近年，工場などの作業効率を評価する考え方の一つとしてindustrial engineering（IE）がある。これは，価値とムダを顕在化させ資源を最小化することでその価値を最大限に引き出そうとする見方・考え方であり，それを実現する技術である。IE手法の基礎になるのは工程分析と稼動分析を時間研究と動作研究の面から分析し，ムダを取り除くこ

図3 ● IE手法による「教師の仕事」の分析

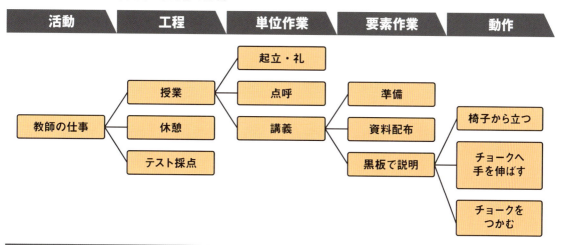

とであり，この評価手法は手術工程の評価にも応用可能であると気づかされる。

IEによる手術分析をする前に，学校の先生の仕事を例にとり，教師の仕事をIE分析したのが**図3**である。学校の先生による「教師の仕事」という活動は，「授業」「休憩」「テスト採点」という3つの工程に分解される。さらにその中の「授業」という工程は，「起立・礼」「点呼」および「講義」という3つの単位作業に細分化される。さらに「講義」という単位作業は，「準備」「資料配布」および「黒板で説明」という3つの要素作業に分けられていく。また，「黒板で説明」という要素作業は，「椅子から立つ」「チョークへ手を伸ばす」「チョークをつかむ」などの動作に細かく分けられていくことが理解されるはずである。

腹腔鏡下手術のIE分析

では次に，IEによるこの作業細分化ステップを腹腔鏡下手術に応用してみよう。まずは腹腔鏡下S状結腸切除術という活動に注目したい（**図4**）。

先の教師の活動の評価と同様に，腹腔鏡下S状結腸切除術という活動は，「内側授動」「郭清・血管処理」「外側授動」「骨盤剥離」「間膜処理」「切離・吻合」などの手術工程にまずは分類される。これは先に触れた「手術場面の分解」のことである。手術手順が比較的定型化されている腹腔鏡下S状結腸切除術において手術工程は施設間においても大きな違いはないと推測される。

図4 ● IE手法を用いた手術の細分化

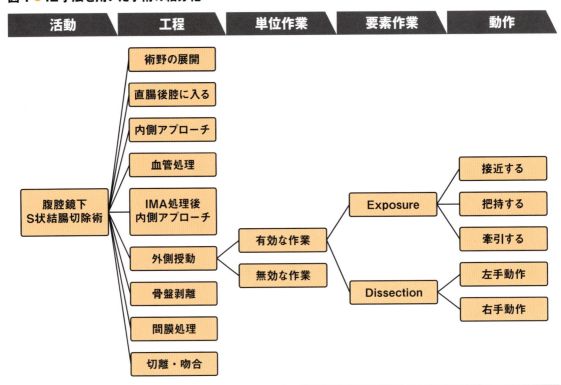

次に一つ一つの手術工程は、「有効な作業」と「無効な作業」という2つの単位作業に再分類される。ここでいう「有効な作業」とは手術の進行に寄与する作業と定義され、「有効単位作業」とも言い換えられる。同様に「無効な作業」とは、手術の進行に寄与しない作業で「無効単位作業」と定義される。

この2つの関係性は遺伝子配列における「エクソン」と「イントロン」に対比すると理解しやすい（**図5**）。すなわちタンパク合成に直接関与する「エクソン」はタンパクを合成する「有効な作業」を直接行う領域であり、手術における有効な作業に当てはめることができる。

図5 ● 工程を分析→単位作業に分解

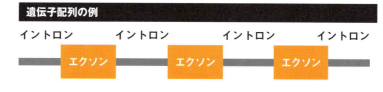

有効単位作業：手術の進行に寄与する作業
無効単位作業：手術の進行に寄与しない作業

「有効な作業」はExposureとDissectionに2分割される

次に「有効な作業」という単位作業は,「Exposure（視野展開）」と「Dissection（剥離操作）」に2分割される。より細かく表現すると手術工程における有効な作業は,組織を「剥離する（Dissection）」時間とそれ以外の「視野展開を作る（Exposure）」時間に大別されるというわけである。

一方で「無効な作業」という単位作業はさまざまな状況が推定されるが,具体的には「スコープの曇り拭き」「止血操作」「器具の入れ替え」「確認している時間」「迷っている時間」などの要素作業が該当する。

さらに「Exposure（視野展開）」という要素作業は,「接近する」「把持する」「牽引する」という動作に,「Dissection（剥離操作）」という要素作業は,「鋭的剥離」「鈍的剥離」という動作単位に分解される（図6）。

以上のように複雑な内視鏡手術の作業工程といえども,このように理路整然とその簡略化された単位動作にまで細分化され,それぞれの単位動作を評価することが可能になる。つまり複雑な内視鏡手術工程をよりよい作業に高めるためには,最も細かく分類された単位作業から改善していくことが重要なのである。

図6 ● 単位作業を分析→要素作業に分解

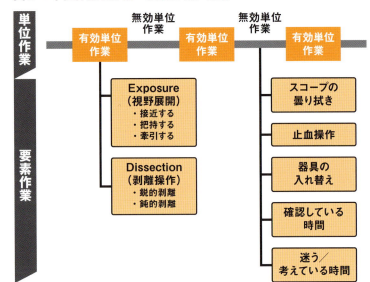

「直腸後腔に入る」工程の作業分解

内視鏡手術の作業分解について一例を挙げて説明してみよう。

「直腸後腔に入る」という工程を具体例にとる。ここでいう工程という用語はやや工学的な印象に偏っているため,我々はこの工程を内視鏡手術においては手術シーンと呼んでいる。シーンはそれぞれの視野展開によって規定されるものである（図7）。

「直腸後腔に入る」工程では,助手の2本の鉗子が持つべき場所と牽引方向はずっと変わらない。すなわち,シーンは「直腸後腔に入る」の1つだけだ。このシーンの中でわれわれの施設では4つのカット割りを設定した。

具体的には,「カット1：腸間膜を展開する」「カット2：腸間膜を切開する」「カット3：直腸固有筋膜を同定する」「カット4：直腸固有筋膜に沿って剥離する」というものである。

カットは,主に術者の剥離の作業の違いにより分けることが前提となる。つまり助手による同一の展開においても4段階の剥離作業を継続することで,「直腸後腔に入る」という工程を完了させるというわけである。

図7 ● シーンとカット

 シーン：助手により生み出される視野展開ごとに分割

 カット：術者の剥離操作ごとに分割

視野展開・剥離操作と術者の能力

このような手術工程（手術シーン）の分解以上に内視鏡手術で重要な点は、「手術操作を分解する」ということであると考えている。すなわち単位作業，要素作業および動作に至るそれぞれのステップおける手術の評価である。つまり「手術場面の分解」から「手術操作の分解」へと手術の分解作業は移行するわけである。中でも要素作業としての「視野展開」についてまずは論じたい。

『腹腔鏡下S状結腸切除術徹底レクチャー』でも述べたが「視野展開」という要素作業は、一般的には手術チームで定型化されるべきと認知されている。しかしより具体的に言及すれば、「視野展開」はエクスパートが内視鏡手術チーム内にいれば進めることのできる作業であり、必ずしもエクスパートが術者である必要はない。すなわち手術チームのどこかに指揮者がいれば全うしうる作業である。

しかし、「剥離」という要素作業はそういうわけにはいかない。つまり、「剥離」はどんなに能力の高い内視鏡外科医が手術チームに入っていても術者でしか実行できない作業なのである（図8）。これは内視鏡手術を理解するうえで極めて重要なことであると筆者は思う。より明確に言えば、内視鏡手術における剥離作業は術者にしかできず、術者力を磨くことしか剥離能力を上げる方法はないのである。

近年行われるようになったロボット手術は、まさにこれらの点において説明しやすい手技である。術者は3rdアームにより視野展開を構築し、そのうえで1stアームと2ndアームを用いて術者にしかできない剥離操作を行うことができる。つまりロボット手術におけるエクスパートである術者は、主体的に視野展開を構築し、自ら剥離作業を行うことができるのである。指揮者と演奏者の2つの役割を、ロボットを通じて演ずることができるといえよう。

図8 ● 内視鏡下手術におけるExpertとTraineeにみる能力の違い

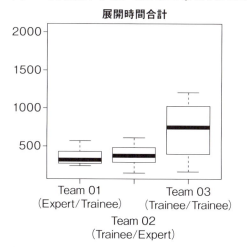
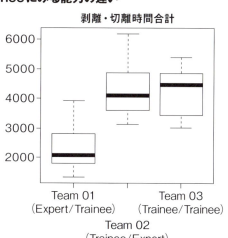

視野展開能力は、1人の有能な指揮者がいればよい

Lecture 03

術者の要素作業「剥離」を動作に分解する

術者のみが行うことのできる「剥離」作業は，術者の左手と右手の2本でしか実行できない作業である．したがって，剥離をさらに動作に分解することが可能であり，「術者左手で行う動作」と「術者右手で行う動作」の2つに分解できる．

Section 01

術者左手で行う動作

6要素で評価される術者左手の「把持する」動作

術者の左手が行う動作は「把持すること」であり，6つの要素で評価されるべき動作である（**図1**）．

「鉗子の直線的アプローチ（targeting）」と「組織や臓器を把持できるか（grasping）」という要素は誰でも簡単にできる作業であるとお考えの人も少なくないであろう．しかし実際に内視鏡手術ビデオを見ていただくとよくわかる．つまり外科医の予想以上に，いかに外科医のコントロールする左手鉗子がまっすぐ組織に向かうことができないのか，あるいは鉗子で組織や膜をつかむことができないのかということがわかるはずである．特に内視鏡手術を始めたばかりの外科医が行う手術の中でこの2つの動作制約は深刻な課題である．

ただこの2つの能力はどちらかというと，先天的あるいは医師になる以前に獲得されている可能性のある能力であることが多い，と筆者は思う．というのもtargetingとgraspingを制御する空間把握能力は外科医になってからの特別なトレーニングを踏まずとも，知らないうちに獲得している若い外科医がいることに気づく．これらの幸運な外科医の多くは，若いころのスポーツやゲームなどのトレーニングやアミューズメントを通じて，知らない間に空間認識や鉗子操作に対する潜在的な能力を養っていたように感じる．逆に若いときにこのような経験のあまりなかった外科医には最初に克服すべき関門としてこの2つの能力があると推測される．

次に重要な左手の動作要素は，組織を把持する部位と把持する組織量である．この2つはgrasping能力と強く関連する能力であるが，

図1 ●「把持する」動作で評価される6つの要素

要素①　鉗子が直線的に対象物にアプローチされるか（targeting）
要素②　組織や膜，臓器を把持できるか（grasping）
要素③　把持する部位が適切か
要素④　把持する組織量が適切か
要素⑤　引っ張る方向が適切か
要素⑥　引っ張る強さが適切か

意識づけやトレーニングで改善可能な能力である。組織を把持する部位は外科医の好みもあるが，意識しないと改善しにくい作業の一つである。

剥離すべき近くを把持すると，左手鉗子の牽引が伝わる組織の長さ（緊張のかかる弧の長さ）が短いので，より遠くを持つことで牽引の伝わる長さが大きくなる（図2）。これにより不要な持ち替え動作の省略につながる。剥離ポイントの近くを持ちすぎる傾向のある外科医は何度も何度も組織を持ち替える傾向にあり，遠くを持ちすぎる人は組織の牽引力が伝わらないままで組織の剥離を行う傾向にある。ただ，切るべき組織にしっかりとしたトラクションが構築されている場合には，剥離ポイントの近くを持っていても速やかに持ち替えができる術者にとっては問題とはならない。要は切るべきところにいつも十分な牽引力がかかっているか否かが最も重要な点である。

組織を把持しえた後に行う作業は，実際に組織牽引を行うことであり，ここでの重要な作業分解は，「引っ張る方向が適切か」ということ

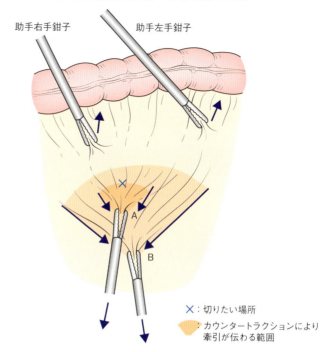

図2 ● 組織の把持部位と緊張のかかる弧の長さ

×：切りたい場所
カウンタートラクションにより牽引が伝わる範囲

● A点からB点に把持する場所を変えると，カウンタートラクションにより切離しうる領域が広くなる
● 同じ視野展開により，剥離が効率的に進行する

と「引っ張る強さが適切か」という2点である。この2つの作業は実は術中に助手の位置にいるエキスパートがコントロールすることもできる作業でもある。しかし実行者は術者で

あるのでやはり，これも含めて術者の左手の役割として含めるべきであろう。

手術技能は6要素の技術評価とフィードバックで向上する

以上の6つが術者の左手で行う動作を分解した要素であり，この6つの要素をそれぞれに評価し，フィードバックすることにより若手医師の手術技能は格段に向上する。

実際の手術現場ではよくあることではあるが，「君の左手はよくないね…，ちゃんと手術を見て勉強しないとね…」と漠然とした言葉で指導されることがある。筆者らの若い時

代も，「外科技術は盗め」とよくいわれたものである。長い年月をかけてトレーニングを行う寿司職人のごとく，外科医教育も人の技術を盗めと漠然といわれてきた経験があるのではないだろうか。

しかし技術を盗むだけで手術を向上させようという時代が終焉に近づいている。修行と教育はやはり違う。「君の左手は，組織に対する

targetingはよいが，よくgraspingのミスをする。また，つかむ組織量が少なすぎて，十分な組織牽引ができないね」というように具体的な技術評価を与えて，改善すべき技術課題が何であるのかを明確に教えることが，良質な教育方法であると思う。

Section 02

術者右手で行う動作

点で切る剥離と線で切る剥離

内視鏡手術において術者が行うべき作業は「剥離」であり，その作業は術者の右手のデバイスを用いた剥離動作により主に実行される（図3）。

現代の内視鏡手術において剥離に使用するデバイスは多様化しており，その動作を分類することは簡単ではないが，大きく分類すると主にヘラ型モノポーラー電気メスやフック型モノポーラー電気メスに代表される組織を「点で切る」いわゆるpoint dissection型剥離と，超音波凝固切開装置やシーリングデバイスに代表される組織を噛み込み「線で切る」linear dissection型剥離になる。

図3 ● 剥離手技における術者の右手の役割

術者が右手で行う作業は「切離あるいは剥離すること」

- デバイスが直線的に対象物にアプローチされるか
- 剥離の深さが適切か
- 剥離の速度が適切か
- 剥離操作のストロークが適切か

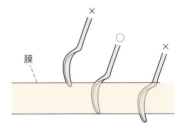

Point dissection型剥離

まず主にモノポーラー電気メスで手術するpoint dissectionについて述べる。Point dissectionは，切るべき，あるいは剥離すべき場所に十分な緊張がかかっていないと成立しない。多くは助手の2本の鉗子で牽引し，視野展開がほぼ完成していることが必要条件である（図4）。

その後に，術者の左手鉗子を助手が牽引している方向と逆の方向に牽引し，切るべき組織に十分な緊張をかけなければ「点で切る」作業は行うことができない。すなわち剥離野に術者の左右2本の鉗子が直接作業に関与する剥離手技であり，我々はこれを「two-hand method」と定義した。Two-hand methodによるpoint dissectionは開腹手術においても手術手技の基本的な概念ではあるが，常にカウンタートラクションを意識した手術手技に傾倒すべきである（対して，術者の左手鉗子が視野展開に用いられるため，術者右手のみで剥離操作が行われる場合を「one-hand method」と呼ぶ）。

図4 ● Point dissectionの基本手技

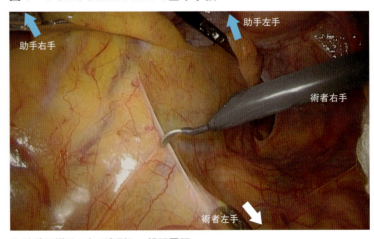

- 助手の鉗子2本で牽引し，視野展開
- 助手の牽引と逆の方向に術者の左手鉗子を牽引（カウンタートラクション）
- 術者の左右2本の鉗子が直接剥離手技に関与＝Two-hand method

「膜を切る」作業と「膜と膜の間を剥離する」作業

手術において認識すべき重要な点は，「膜を切る」作業と「膜と膜の間を剥離する」作業には違いがあるということである（**図5**）。

「膜を切る」作業はいわゆるsharp dissectionと同義であり，絶対的にカウンタートラクションが良好に構築された部位でしか行うことができない作業である。一方，「膜と膜の間を剥離する」作業はsharp dissectionとblunt dissectionが混在する。

図5 ●「膜を切る」と「膜と膜の間を剥離する」の違い

膜を切る

良好なカウンタートラクションが構築された部位でのsharp dissection

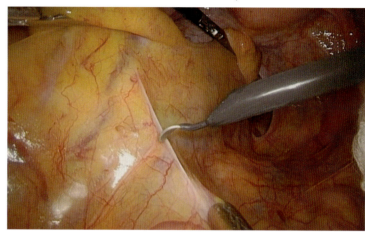

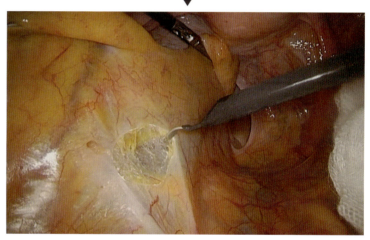

（次ページへ続く）

膜を切った後は，組織をたたくような剥離により「膜と膜の間を鈍的に剥離する（blunt dissection）」か，継続的にカウンタートラクションを構築し続け，「膜と膜の間を鋭的に切る（sharp dissection）」のどちらかの作業を選択することになる。

しかし，「膜と膜の間を鋭的に切る」作業は，密着する2つの膜の間の狭い組織間隙を剥がすことであり，強めのトラクションがないと成立しない。あるいは，強めのトラクションがあってもピンポイントで剥がすことは難しい状況も実際にはある。往々にして外科医はそのことを経験的に知っていて，多くの右手の剥離作業は，組織をたたく，いわゆるblunt dissectionを行っていることが多いことに気づくだろう。

些細なことかもしれないが，できるかぎり継続的にカウンタートラクションを構築し続け，「膜と膜の間を鋭的に切る（sharp dissection）」作業に専心することが手術技能を伸ばす秘訣であると以前より思っている。

膜と膜の間を剥離する

組織をたたくような鈍的剥離（blunt dissection）か，継続的なカウンタートラクションのもと鋭的に切る（sharp dissection）かを選択

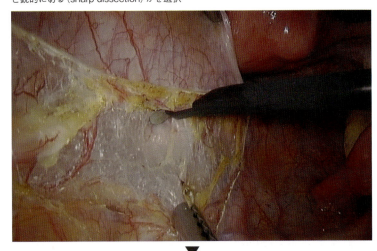

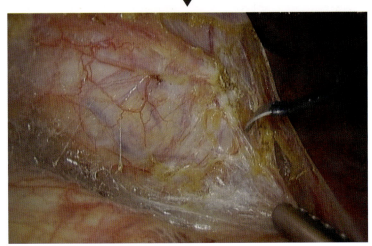

《《 Linear dissection型剥離

最後にlinear dissectionについても触れておこう。

Linear dissectionは，組織を噛み込むことから始まる。さらに，噛み込む組織量によって手技の繊細さが異なるように思う。ごく少量の組織の噛み込みによるlinear dissectionは，ほぼpoint dissectionと同等である。現代の超音波凝固切開装置を操るエキスパートたちは，linear dissectionでありながら，良好な組織のトラクションを構築し，そのうえでpoint dissectionのように剥離作業を進めることができる。

Linear dissectionの大きな特徴は，良好なカウンタートラクションがなくても出血することなく作業を継続できることである。しかし，噛み込む組織がすべて切れることが前提なので，過量の組織把持をした場合，裏の組織も切ってしまう。すなわち，裏に重要な臓器，神経，血管などが存在していた場合，気づかないうちにそれらを損傷する危険と隣り合わせである。手術中の腸管損傷，尿管や尿道の損傷はlinear dissectionにおける組織の過度な噛み込みが主たる原因であるといえる。

同様にlinear dissectionは膜と膜の間の正確な剥離操作に一定の懸念がある。トラクションのない場所での噛み込む操作を行うことによ

り一見手術は進行するが，正確な剥離層を堅持する剥離操作ではなくなり，結果として剥離層がガタガタになる。この点については超音波凝固切開装置やシーリングデバイスを用いた剥離操作で最も注意すべき点である。Linear dissectionにおいても良好なトラクションの維持が必須であることに疑いの余地はない。

剥離手技の各要素に含まれる2つのタイプ

ここまで述べたことを整理すると，剥離手技には**表1**のような3要素があり，それぞれ2つのタイプがあることがわかる。たとえば，「鋭く切る(sharp dissection)」には，「two-hand method」により術者左手で組織を牽引してカウンタートラクションをかけ，術者右手のモノポーラー電気メスによって「点的に剥離する(point dissection)」ことになる。

表1 ● 剥離手技の3要素と2つのタイプ

要素	タイプ	
両手か片手か	One-hand method	Two-hand method
鋭的か鈍的か	Sharp dissection	Blunt dissection
点的か線的か	Point dissection	Linear dissection

Lecture 04

視野展開力
助手の力量＋術者の支配力＝チームの視野展開力

内視鏡手術の成否は術者の経験や技能はもちろんだが，良好な視野展開の確保も不可欠であり重要な要素である。助手，スコピストのスキルをどう高めるか，経験の浅い助手をどうコントロールして内視鏡手術を成功に導くか。チームの視野展開力を高めるためのポイントと基本原則を述べる。

Section 01

視野展開における助手のコントロール

良好な視野展開の鍵は術者の支配力

先にも少し触れたが，ロボット手術では視野展開を術者が主体的に行うことができる。通常の腹腔鏡手術に比べ1本視野展開を行う鉗子が少ないものの，術者の意志により3rdアームを動かして視野展開を行うことができる。

一方，通常の腹腔鏡手術においては，視野展開を担う主たる鉗子は助手の2本の鉗子である。つまり，視野展開を行うべき助手鉗子を操作する主体は「助手」であり，「術者」ではないことが前提条件となる。したがって視野展開における助手の適切な力量がない場合，手術の進行に大きな障害を生ずることになる。

まず重要なことは，助手自身が自らの鉗子で把持すべき場所を瞬時に判断し，つかんだ後に牽引する方向と強さを速やかに決め，実行する能力を有していることである。すなわちエクスパートが助手であった場合には，視野展開に問題を生ずることは少ない。ではあまり経験のない助手が視野展開を担う場合に内視鏡手術をうまく進めるためには，どのようなことを行うべきであろうか。

内視鏡手術において「剥離操作は個人力」，「視野展開はチーム力」であると述べてきた。経験の少ない助手であっても視野展開をうまく行うためには，術者が助手をコントロールする支配力が鍵となる。すなわち術者は視野展開において，助手が把持すべき部位のコントロールと，助手が展開する方向と強さのコントロールを適切に行う必要がある。具体的にどのように行うべきか。

「組織のキャッチボール」と「声によるコントロール」

術者が助手の把持すべき部位をコントロールする方法は主に2つある。

一つは，助手鉗子が把持すべき組織の近傍を術者があらかじめ把持して組織を受け渡す方法である。言うなれば術者から助手への「組織のキャッチボール」である。このやり方は非常に有効であるが，術者の鉗子が利用できるときに限定される。このような組織の受け渡しは術者の主体性が直接的に反映される。

もう一つの方法は，術者の助手への「声によるコントロール」である。これは組織のキャッチボールに比べると術者の意図が伝わりにくいこともあるが，把持する場所が適切でない場合，術者は大きなストレスを感

じざるを得ないので，ここで妥協すべきではないと思う。もちろん助手自身が良質な手術動画をたくさん見て，各シーンにおいて把持すべき場所を理解し，実行できる「目のトレーニング」をあらかじめ行っておくことが重要であることに変わりはない。

助手鉗子が把持した後に，術者は牽引する方向と強さをコントロールしなければならない局面もある。この方法も先と同様に，術者鉗子で助手鉗子をつかんで直接術者の好む方向と強さに変更するやり方と，声により助手鉗子の牽引方向と強さを変えるやり方がある。この場合，現実的には，術者が声により助手鉗子をコントロールするやり方が主である。筆者はここでいう術者の声によるコントロールこそが「手術の支配力」であると思っている。

術者が主体的にその場を支配する力は，特に内視鏡手術において術者の力量として大きい要素である。助手の視野展開力に加え，術者が主体的に助手鉗子をコントロールして自らのbestの視野展開を行う。「助手の力量＋術者の支配力」がまさにチームの視野展開力といえる。

筆者が術者であるときに，視野展開に少しでも不満があった場合，剥離を進めることはしないようにしている。不十分な視野展開の中でbestの剥離作業ができないばかりでなく，このような不十分な視野展開でいいとの妥協がチーム内に生まれることに危機感を持つためである。

⟪⟪ Section 02
視野展開の基本原則

視野展開方法はチームによりそれぞれ。外科チームごとに違う視野展開があってもそれは尊重すべきである。しかし，視野展開方法には一定の原則があることも知っておくべきである。何か手術中の展開に不満を感じるのであればそれは解決すべきであるが，課題解決策を知らない場合，右往左往する状況もある。

ここでは，内視鏡手術において適切な視野展開を行うために心がけるべき原則について述べる。

⟪⟪ 原則①3D tractionの構築

視野展開の本質は，切るべき場面が面として認識され，かつその面においてしっかり緊張がかかっていることといえる。単孔式手術は元来，面としての組織の緊張構築が行いにくい手術である。したがって2次元的な組織緊張（2D traction）のもとで剥離や切離を行うと組織の牽引が弱くなるため，また次の緊張構築のために2次元的な組織牽引を行う必要がある。すなわち2D traction→剥離→次の2D traction→剥離…と，トラクション構築と剥離操作を連続的に行う手術といえる。

一方，面として3次元的に視野展開がなされた場合には，面としての3D tractionが完了しているので，その面を含む範囲においては，一度視野展開が構築されたとしたら，その組織緊張のもとで術者は剥離や切離を行うことができるわけである。

⟪⟪ 原則②術者の左手をフリーにする

剥離すべき領域の面の構築（3D traction）は助手の鉗子だけで行うことが望ましい。その理由は術者の左手を視野展開でなく，剥離のための詳細な組織緊張に用いることにより安全で迅速な剥離，切離操作ができるからである。もちろん患者体型や腫瘍の大きさ，癒着の程度などさまざまな要因において術者の左手鉗子を視野展開のための鉗子として用いざるを得ないことは珍しいことではない。しかし，その場合，剥離操作は術者の右手一本で行われることとなることを認識すべきである（one-hand method）。

視野展開を行うための重要なキーワードは「術者の左手をフリーにする」である。

Section 03
3次元視野展開（3D traction）を行うための3原則

先述したように面として視野を展開することは，内視鏡外科のみならず手術の基本的な留意点であるが，それを達成するためには根本的な3つの原則があると考えている。この原則を理解すれば，内視鏡手術のどんなシーンにおいても，視野展開にどの鉗子がどこを牽引すればいいか迷うことが少なくなるはずである。

原則①後腹膜に固定されていない側を2本の鉗子で上向きに牽引

どの鉗子が組織を把持するかは後で述べるとして，3D tractionの大原則は，後腹膜に固定されていない側を2本の鉗子で牽引する，ということである。

腹腔鏡下S状結腸切除術の序盤では，S状結腸間膜の付け根付近を切り，直腸後腔に入り込むために，助手の2本の鉗子で腸間膜を上側に牽引している（**図1-a**）。直腸左側の剥離の場面（**図1-b**）では，助手の左鉗子と術者の左鉗子で腹膜に固定されていない側，すなわち直腸近傍の膜を把持して上方に牽引する。

代表的な2つの場面を例にとり説明したが，共通しているのは，腹膜に固定されていない側を常に2本の鉗子で牽引しているという事実である。

図1 ● 3次元視野展開方法（3D traction）を行うための3原則

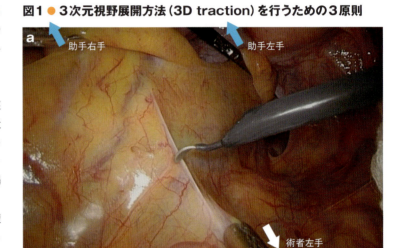

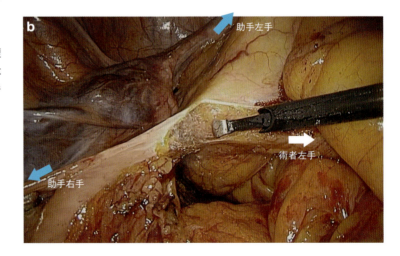

原則②術者の左手鉗子は常に手前側の牽引を担う

2番目の原則は術者の左手の牽引方向における原則である。これは通常，腹腔鏡下手術において術者は患者右側に立ち，患者左側のモニターを見ながら手術することに起因する。より正確にいえば，術者の左手鉗子は患者右側方向に引っ張る役割を担わせることがより自然な視野展開となる。

原則③ 術者の左手鉗子は組織の緊張がコントロールできる場所を持つ

これも非常に重要な原則であるが，術者の左手の鉗子は剥離の近傍をつかみ，常に組織の緊張を細かく適切にコントロールする役割を担うべきである。**図1**の2つの場面を例にとるとわかりやすいが，術者の右手の電メスで切離を進めていっても常に組織緊張を保つために，**図1-a**では下向きの牽引を，**図1-b**では右側への牽引を術者の左手鉗子に割り当てることで常に組織緊張を構築した剥離操作が得られる。

以上のような3原則を説明したが，局面によってはこの原則から外れることも実臨床ではある。ただ，もし展開方法に迷いがあるときには，この原則に立ち返ることで視野展開が改善されるはずである。

Section 04
助手の作業とスコピストの作業

助手は「動かないこと」が求められる

視野展開を主体的に行うのは助手の操作鉗子だが，術者が付加的に助手鉗子をコントロールすることで，チームとしての視野展開力を高め得ることは述べてきた。

助手の行うべき視野展開でもう一つ重要な特徴は，助手鉗子の作業の多くは「動かない，静止把持が求められること」である。つまり，助手医師は手術の大半において「動かないこと」が求められている。もちろん熟練した助手は，剥離が進み展開が弱くなると自らの判断で牽引を加えて，展開力を維持しようとするものである。しかしながらその作業も微妙な動きであり，基本的には静止を強制される作業であるといえる。これはロボット手術において視野展開のアームが静止し続けることで理解されるだろう。ロボット手術においてアームによる視野展開は動かず静止し続け，次の展開にしたいときは術者がアームを動かし，次の静止を求めるのである。

極論すれば，助手作業の多くは外科医による頭脳労働はあまり必要とされない可能性があり，それは（静止，保持を続ける）肉体労働の一種であるともいえる。各論でも述べるが，当科ではロックアームによる助手鉗子の静止保持を取り入れ，特に直腸の頭側牽引などに応用してきた。器械アームによる臓器の保持の特徴は，術者が規定した牽引を維持できることである。ふらつきや疲労による牽引低下はない。もしかすると助手の牽引保持は将来ロボットやそれに代わる機器が行う時代になるかもしれない。

スコピストは剥離すべき視野を中心にとらえ術者の意思に寄り添う

一方で，スコピストの作業は助手とは明らかに異なる作業といえる。

特に大腸癌における内視鏡手術は，ほかの癌腫の内視鏡手術と比較しても視野展開が目まぐるしく変わる手術である。直腸癌に対する腹腔鏡手術であっても，骨盤内のTMEに関する手技局面だけでなく，IMA根部処理，外側アプローチ，脾彎曲部授動など，腹腔内の広範囲に及ぶことが一つの特徴でもある。その中でスコピストの役割は実は極めて重要である。すべての手術シーンとカットにおいて，常に剥離すべき視野を中心にとらえる必要があり，かつ，術者が行いたい術具操作を常に追従する必要もある。

また一つ厄介なのは，スコピストの作り出す画面は術者により評価されるため，術者のくせや好みを反映させてもらう必要がある。スコープの角度，遠近感，スコープの動かすスピードなど，スコピストの作業は術者に寄り添う作業ともいえる。つまり，各手術チーム，とりわけ術者に立つ医師の好みや見せ方を熟知する必要があろう。これについてはなかなか理論立てて説明することは難しい。ただ一ついえるのは，術者がスコピストを迅速に動かしコントロールし，術者の意思を反映することができれば，腹腔鏡手術においてもスコピストの作業は変わっていく可能性があるということである。おそらくは次世代の医療デバイスの到来を待つべきであろう。

Lecture 05

Team NCC Eastの進化形

内視鏡手術の手技を分析，動作を分解し，チームの視野展開力を高める方法論を学んだところで，重要となるのは教育カリキュラムの構築と実践である．臨床のかたわらで繰り返し学び，短時間に効率的に上達するためには何が必要なのか．国立がん研究センター東病院大腸外科チーム（Team NCC East）が行っているトレーニング内容と教育目標を紹介する．

Section 01
評価・フィードバックは繰り返すことに意味がある

朝の3分間プレゼンテーションの効用

3年前より当科での毎朝のmeetingは，前日の手術動画のプレゼンテーションから始まる．つまり，当科のレジデントは，前日に行われた腹腔鏡手術の動画をその日のうちに3分間に編集し，次の朝にプレゼンテーションすることが日課となっている（**図1**）．最初にこれを行おうとしたときは，ただでさえ忙しいレジデント生活にさらに重くのしかかる作業を強いるために大きな抵抗が予測されたが，実際にやり始めるとその効果のほうが大きかった（おそらく）．

この毎朝のルーティーンは，当科の内視鏡手術教育をさらに変えたともいえる．手術で疲れ切った後にさらに動画に向かい合い，手術動画を3分に編集する作業は決して楽な作業ではない．しかし彼らの行ってきてくれた作業の累積は当科の大きな財産である．

図1 ● 朝の3分間ビデオプレゼンテーションのfeedbackとは？
① 朝一番からアドレナリンを出す
② 毎日短時間は勉強する
③ 記憶の残ったうちに手技の短所をフィードバックする
④ 短い周期で手技の上達度を確認できる
⑤ 他のレジデントへの評価を聞くことができる
⑥ レジデントvs.スタッフ医師．
　1対1構造でなく多レジデント対多スタッフの構造改革
⑦ みんなが勉強できる環境，毎日勉強できる環境，
　短期間で上達できる環境

以前より筆者がお勧めする手術のトレーニング方法は，自分を知ること（自己ビデオ編集）ともう一つはそれを他人に伝えること（教育）であるといってきた．自分の手術ビデオを見るという作業は本当につらい作業である．自分の足りないものばかりが実際には目につく．その素材からビデオ編集する作業は，つまり自分の足りないところを把握して，さらに上手な人のビデオのイメージに近づける作業ともいえる．自分で振り返っても，この自己ビデオ編集作業は，自分の未熟さを知りながら頭を使い，なんとかよいものに仕上げようという頭のトレーニングを行っていると思うのである．

そしてもう一つお勧めなのは，人に内視鏡手術を教える作業を行うことである．記憶の定着には最も

確実な作業過程として，他人への教育があるといわれている。

この朝の3分間ビデオプレゼンテーションが手術教育にどのように貢献しているのかを評価すると**表1**のような点が見えてくる。

このような取り組みはやはり労力を要するのも否定できないので，環境整備は必須であるが，もし疲れているのであればそのまま編集しない動画でもよいという決まりにはしている。動画の編集方法も個人差があるが，できたら自分の手術でうまくいかなかったポイントを提示するようにお願いしている。

我々の試みは，みんなが勉強できる環境，毎日勉強できる環境，短期間で上達できる環境を創出し得るものである（**図2**）。実際に多くのレジデント医師が技術認定を獲得していることからも我々の試みは間違っていないと思う。

表1 ● 3分間ビデオプレゼンテーションの効果

	記憶が残っているうちに手技の短所をフィードバックできる
作業	その日のうちに自分の手術動画と向き合う時間を作る
効果	手術した記憶が鮮明なうちにその手術を振り返ることで，自分の手術のどこが足りなかったのか振り返ることができる

	足りない点を確認し，手術技能を確実に伸ばす
作業	手術を編集する
効果	筆者の経験からいっても，実際に自分の手術動画を編集する作業は手術技能を確実に伸ばすと思う。その作業中に自分の手術技能がいかに足りないかの確認を余儀なくされるはずだからである

	プレゼンの技術が向上する
作業	毎朝自分の動画でプレゼンする
効果	最近ではプレゼンが英語で行われるようになった。さらにハードルが高くなってはいるものの，毎朝動画についてのプレゼンを行うことは発表を的確に短時間で見せるトレーニングとしても有用である

	短い周期で手技の上達度を具体的な単位で確認できる
作業	毎朝その場で評価される
効果	評価とフィードバックの繰り返し作業は，教育の中で最も重要であると位置づけている。できるかぎり単位作業に対する評価を加えることで評価を具体的に行うようにしている。全般的によい悪いを論じるのではなく，「どの鉗子のどの作業がどのように足りないか」というような具体的なフィードバックこそが次の手技の改善につながる。また繰り返し評価される機会があることにより，前回との評価の違いを認識することが短期間で行える

	1対1の評価形態から開放型の環境へ
作業	自身への評価・同年代の医師への評価を複数の医師から聞く
効果	手術手技を評価されることは，ときにつらい作業であるが，複数のレジデント医師のビデオを全員の医師で毎朝評価することにより，評価されること自体の抵抗感が少なくなる。また，同級生や年代の近い医師の手術ビデオがどのように評価されるのかを聞く環境は，自分が評価されているかのような臨場感をもたらす。かつ，一人の上司からの評価にとどまらず，さまざまな先輩からのコメントを全員で共有することができる。これは内視鏡手術の教育に非常に大きな恩恵をもたらしていると実感する

図2 ● 教育カリキュラムの構造

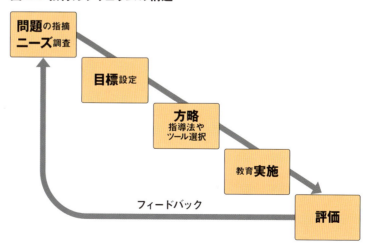

Section 02
Learning curveゼロを目指して

手術手技が適切に伝播されたかを何で評価するか

若い先生方に対して手術を教えるという作業は容易なものではない。外科の諸先輩方が歩んだ道のりを思えば，外科医人生をかけてゆっくり山を登るごとき作業ともなぞられる。手術技術の伝播作業に限ることではないが，技術を教え込むときに重要な一つの要素は，その伝播が適切になされたかをいかに評価するかということである。

もちろん手術を受けた患者さんが順調に回復し，癌の再発がなく，手術を受けたことを喜んでもらえるような手術を行うことこそが外科医のモチベーションである。しかしながら，患者さんから教えてもらういわゆる「治療成績」は，我々外科医側の要素ばかりで測られるものばかりでなく，むしろ患者さんの腫瘍の進行度や体型，既往症などに左右されることが多い。すなわち手術という技術を習熟しえたか否かを図る指標は何であるかという質問に明確に答えるのは難しい。一般的に手術が上手になればなるほど困難な症例を対象とする傾向にあり，合併症率が必ずしも軽減しないことがある。自分の経験や当科からのエビデンスからも「手術時間」は外科医の技量を図る簡便かつ明確な一つの指標にはなり，ときにlearning curveの評価に用いられてきた。

教育目標は許容ラインを超える症例数をゼロに近づけること

Learning curveにおける臨床現場で許容されるラインを超えるために，何例の症例数が必要であるかという議論がなされることが多い。しかし，よく考えるとこの症例数をかぎりなくゼロに近づけることこそが真の教育目標であると考えている（**図3**）。

この本が外科教育におけるlearning curveゼロの一助になればと思う。

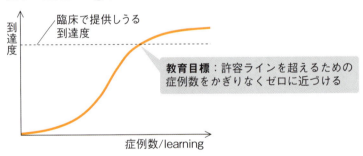

図3 ● Learning curve

各論
Detail

「作業分解手法」による TME・ISRの基本手技

総論で紹介した作業分解手法をTME (total mesorectal excision)，ISR (intersphincteric resection) に適用し，SceneとCutに細分化。これらを構成する術者と助手の動作をディテールに及ぶ緻密な文章と多数の分解写真で記述した。併せて付録DVDを視聴することで，各手技の流れもつかめるだろう。

Sequence 00

腹腔鏡下直腸切除における前半部分
―TME開始に至るまでの手術操作―

腹腔鏡下直腸手術において肝となるTMEに至るまでの手術手順についてまとめる。直腸手術において特有な部分について，その注意点を言及する。
腹腔鏡下直腸切除手術を開始する最初の段階として，手術開始までのセッティング，ポート配置，小腸の排除までを解説する。

≪ 手術開始までのセッティング

レビテーターと体側支持器を用いて，砕石位をセッティングする。橈骨神経麻痺や腓骨神経麻痺，コンパートメント症候群などの体位に伴う合併症に留意する。
必ず体位チェック（頭低位・右下）を行う。術中に想定されるよりも強い傾きで問題がないことを確認する。送気／排気，送水／吸引のチューブ類，エネルギーデバイスやカメラのコード類を整然とセッティングする。

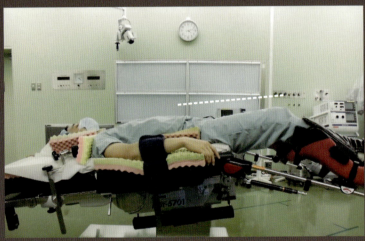
体位の写真

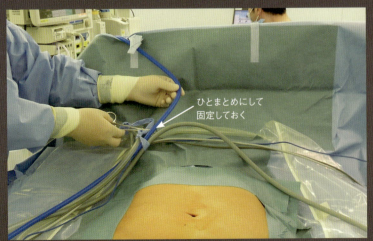
ひとまとめにして固定しておく

コードセッティング後の写真

ポート配置

TMEを要する腹腔鏡下直腸切除術においては，直腸を頭側に十分牽引する操作が良好な視野展開のためにきわめて重要である。我々の手術では，直腸の牽引は恥骨上ポートからの腸把持鉗子が担っている。恥骨上からの腸把持鉗子による直腸牽引のメリットはいくつかあるが，詳細は後述する。腹腔鏡下TMEにおいては，通常恥骨上ポートを含んだ5ポートあるいは6ポートを症例ごとに選択している。恥骨上ポートは，原則として12mmポートとし，直腸切離や標本の取り出しはこの創を利用することが多い。直腸牽引にあまり力を要さないような痩せた症例では，恥骨上ポートを5mmにすることも考慮するが，結果として恥骨上からの標本取り出しを念頭に置いている場合には5mmにreduceするメリットはあまりない。写真に示されているように，マーキングされたstoma造設予定部をポート挿入部に使用できる場合はよいが，使用できない場合にはあまり無理せず，手術操作をストレスなく行うことのできるポート配置を優先させる。

5ポート配置

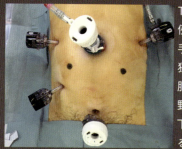

TMEのみを行う症例では5ポートで手術を開始する。狭骨盤例や高度肥満症例では，視野展開のために左下ポートを追加することもある。

6ポート配置

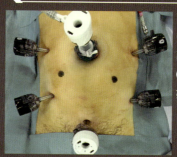

TME＋側方郭清を行う症例あるいは高難度症例では，6ポートで手術を開始する。

小腸の排除

小腸排除は，上部小腸と下部小腸の2つのコンポーネントに分けて行う。

- 5秒間の頭低位移動，3秒間の右下斜位移動をとる。小腸を納めるため，一時的に体位を強くとることもある。
- 大網を肝表面へ，横行結腸を肝辺縁へ移動させる。
- 上部小腸は，小腸間膜を「本のページをめくるかのごとく」パタパタと展開し，主に左上腹部のスペースに収納する。この操作をTreitz靱帯とIMA根部の視野が確保できるまで行う。後に脾彎曲授動を行う際には，上部小腸はさらに右上腹部に落とし込み，左側横行結腸間膜がよく見えるようにしたいので，そのときは右側臥位の体位を強くする，あるいはガーゼで小腸の入り込みを回避させるなどの配慮が必要となる。
- 下部小腸は，回腸末端部付近の小腸間膜を大きく把持して右側腹部の方向へ「時計回り」に展開していくとうまく視野展開できることが多い。この操作により，下部小腸全体が右腸骨血管の堤防の右側に収まることを目標とする。うまくいかない場合には，①右頭側体位を強くする，②回盲部の背側にガーゼを敷いて下部小腸が右腸間膜血管の堤防を超えないように堰き止める，といった操作が必要となるが，これらの手順を踏むことでほとんどの症例で難儀することはなくなった。

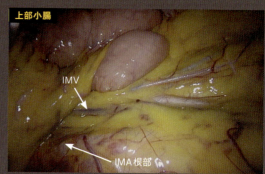

上部小腸の排除は，Treitz靱帯を確認し，IMA根部とIMV領域の操作性が保たれる視野確保をゴールとする

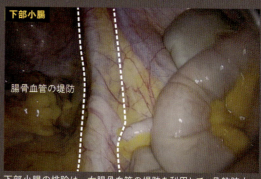

下部小腸の排除は，右腸骨血管の堤防を利用して，骨盤腔内へ小腸が落ち込まない視野確保をゴールとする

Sequence 00 / Scene 01

直腸後腔に入る
腹膜翻転部までの右壁剥離と直腸背側剥離

切開,剥離手技が開始される最初のステップである。手術全体のqualityを左右する重要な場面であり,適切な層を意識した慎重な剥離操作が求められる。

Camera Blocking

① 腸間膜付着部を切開し,直腸固有筋膜を同定する
② 直腸右側の剥離
③ 直腸背側の剥離

≪≪ Cut 01
腸間膜付着部を切開し,直腸固有筋膜を同定する

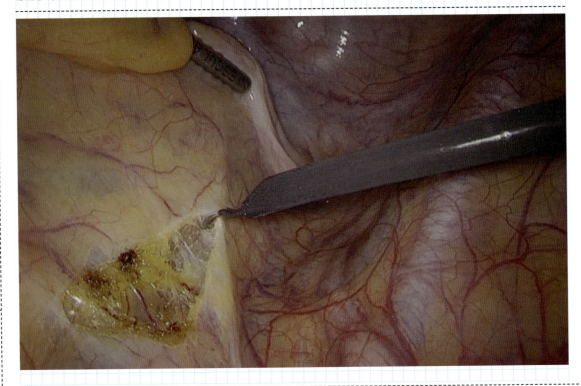

直腸後腔に入る

Exposure

01 助手の2本の鉗子で腸間膜を把持し, 間膜付着部にトラクションをかけるように直腸間膜の「面」を形成する。助手左手は腹膜翻転部から5cm以内のRa付近の腸間膜を把持し, 10〜11時方向に, 助手右手は岬角付近の腸間膜を把持し, 9〜10時方向に牽引する。

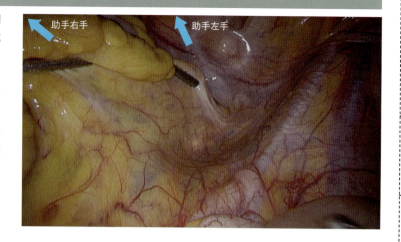

Dissection

02 間膜付着部から5〜10mm腹側のラインで切開を行う。

直腸後腔にairが侵入すれば, その最も腸管寄りで間膜切開を肛門側へ行う。

この段階での肛門側への腸間膜切開はsacrogenital foldまでとする。ここで意識すべきことは, 「腸間膜をしっかり切る」ことである。そのためには良好なカウンタートラクションと術者右手のヘラメスの「適切な深さ」と「切るスピード」が必須となることに留意すべきである。

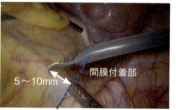

間膜付着部から, 5〜10mm腹側のラインで切開を開始する

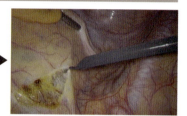

膜の下縁にヘラメスの先端がくる深さで, サーっと切る

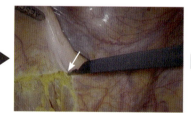

この段階では, sacrogenital foldまで腸間膜を切開する

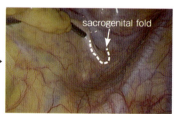

sacrogenital fold＝仙骨生殖ヒダ（女性では子宮仙骨ヒダ）であり, このexposureでは, 同部位で腸間膜のたわみが形成されるため, この段階での切開の肛門側ランドマークとする

腹腔鏡下直腸切除における前半部分

03 下腹神経前筋膜を背側に落とす層で剥離し、固有筋膜を同定する。直腸固有筋膜を同定した後、これにつかず離れず剥離を進める。

下腹神経前筋膜に属する脂肪組織を慎重に見極めて背側へ落とすことで、固有筋膜に沿った適切な層を保つことができる。

脂肪組織が、①直腸固有筋膜に属するのか、②下腹神経前筋膜に属するのかを見極めるには、術者左手鉗子のトラクション構築が重要である。

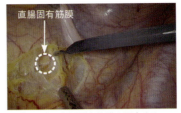

まず1カ所で直腸固有筋膜を同定する

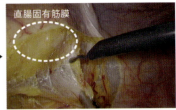

直腸固有筋膜につかず離れず、剥離を進める

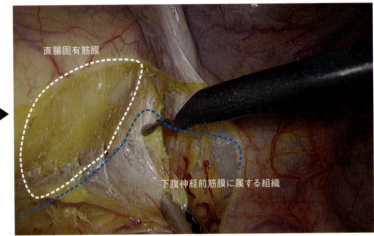

術者左手の手前へのカウタートラクションにより、組織の属性の違いを見極める

◀◀◀ Cut 02

直腸右側の剥離

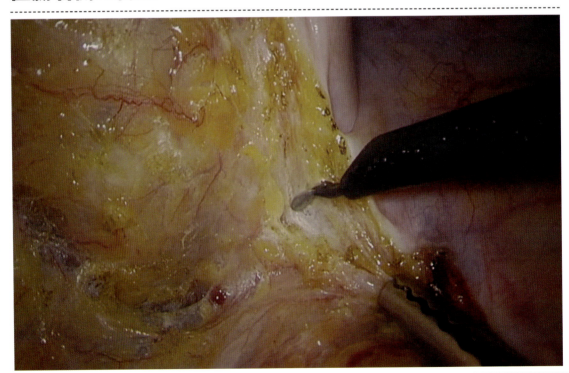

Exposure

01 助手左手鉗子で腹膜切離端近傍の腸間膜を把持して10〜11時方向へ牽引し，助手右手鉗子はハの字に開いて直腸背側を11時方向へ挙上する。
これにより直腸固有筋膜背側が面として展開される。

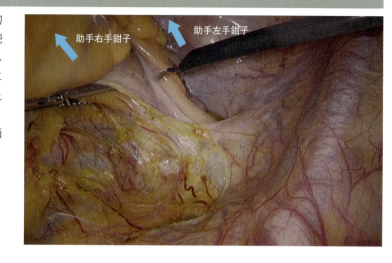

Dissection

02 Sacrogenital foldのレベルまで，直腸右側を剥離する。
この術野展開で同部位の剥離を肛門側へ進めると，吊り上がった右下腹神経や右骨盤神経叢が剥離面に近接していることがあり，この段階では無理に剥離を進めないことも重要である。

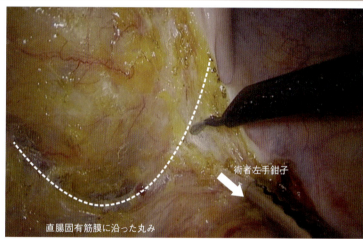

この段階では，無理に剥離を肛門側へ進めないことも重要である。往々にして右下腹神経が近い

腹腔鏡下直腸切除における前半部分

⋘ Cut 03
直腸背側の剥離

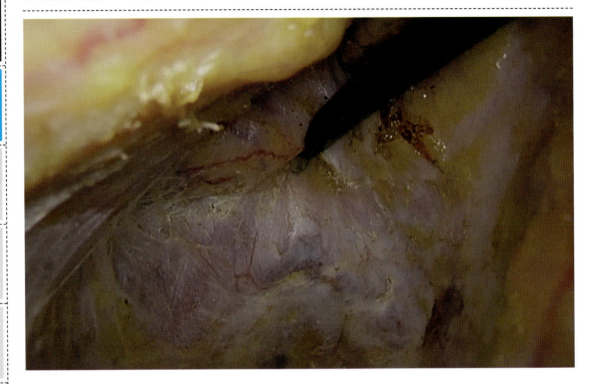

Exposure

01 助手の左手は直腸背側にトラクションをかけることができる腹膜切離端を把持して腹側へ挙上する。
助手の右手は，鉗子を「ハの字」に開いて直腸壁背側を腹側へ挙上する。

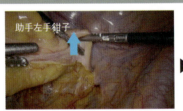

術者がアシストし，助手左手鉗子が把持しやすくする。すなわち「組織のキャッチボール」である

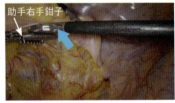

助手右手鉗子をハの字に開き，直腸を腹側へ挙上するよう術者が誘導する

直腸後腔に入る

Dissection

02 術者左手鉗子で有効なカウンタートラクションを保持しつつ，同定した直腸固有筋膜に沿って，肛門側へ直腸背側の剥離を連続させる。
このexposureで左右側の剥離操作を行える場合もあるが，左右の下腹神経が予想以上に近くを走行し，損傷する恐れがあるため，後壁側のみ奥へ剥離を進める。

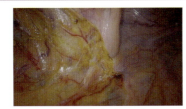
助手左右の鉗子で牽引を行った術野

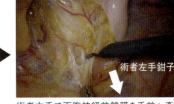
術者左手で下腹神経前筋膜を手前へ牽引し，剥離を行う。

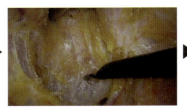
後壁側のみ剥離を進めていく

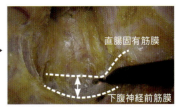
下腹神経前筋膜と直腸固有筋膜が近接し，スペースが得られにくくなる

03 直腸背側剥離を肛門側へ進めると，徐々に直腸固有筋膜と下腹神経前筋膜との間のスペースが狭くなってくることが感じられる。
特にS3-S4付近では，直腸固有筋膜と下腹神経前筋膜が最も近接し，膜様構造を認めることもある。これはいわゆる2つの膜が癒合しrectosacral fasciaと呼ばれるものである。同部位を越えると，骨盤の形態に沿うように，直腸の走行が腹側へ移行し，直腸が腹側に持ち上がるように剥離され，hiatal ligament近傍に至る。

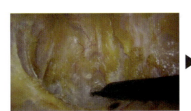
特にS3-4レベルで近接した筋膜間の結合組織を切離すると

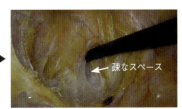
疎なスペースへ抜け，剥離方向が腹側へ移行している

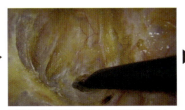
同様に結合組織を電気メスで切離すると

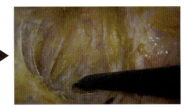
スッと奥の疎なスペースへ，デバイスの先端が抜ける感覚がある

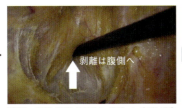
腹側へ鈍的剥離を行うとググッと直腸が腹側へ持ち上がることがわかる

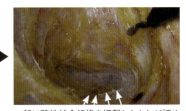
一部に疎性結合組織を切離したあとが認められる。これがrectosacral fasciaである

腹腔鏡下直腸切除における前半部分

04 術者左手は，下腹神経前筋膜を把持して手前へのカウタートラクションをかける（two-hand method）。

直腸の走行が腹側へ移行する場面では，術者左手は固有筋膜を腹側に牽引し，トラクションをかけて剥離を行う（one-hand method）。

つまり，骨盤底の直腸周囲の剥離操作は，術者の左手鉗子の牽引方向は腹側（上側）になることが多く，blunt dissectionになり得る。

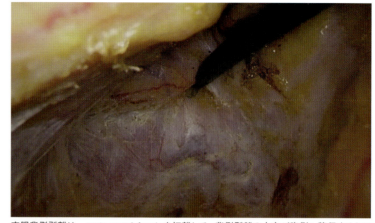

直腸背側剥離は，rectosacral fasciaを切離して，背側剥離の方向が腹側へ移行するところまで行う。視野がよく剥離を進めることができれば，この段階で肛門挙筋が視認できることもある

岬角と鉗子の柄が干渉してカウンタートラクションが困難な場合

直腸背側を剥離する際，術者左手で下腹神経前筋膜を手前へ牽引しようとしても，岬角と鉗子の柄が干渉して，早い段階でカウンタートラクションをかけることが困難な場合がある。

その際は，術者左手鉗子を「ハの字」に開いて，直腸を腹側に牽引してトラクションをかけつつ剥離を進める。特に狭骨盤を有する男性症例では，TME早期にこのような状況になることもある。術者左手鉗子の腹側牽引を強めにすることで，剥離層を見極めることは可能である。逆に，ここでのトラクション不足は直腸固有筋膜内に入り込むリスクがあることに十分注意されたい。

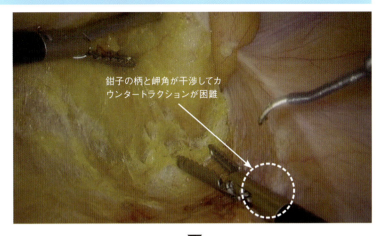

鉗子の柄と岬角が干渉してカウンタートラクションが困難

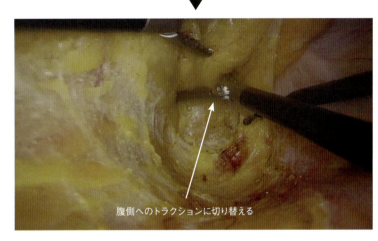

腹側へのトラクションに切り替える

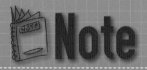

Rectosacral fasciaの解剖

Rectosacral fasciaとは，壁側仙骨前筋膜と直腸固有筋膜を連結する筋膜様構造であると考えられている。過去にrectosacral fasciaについて検討された文献をもとに，その解剖や存在について述べる。

≪ Rectosacral fasciaの存在を肯定する報告

Rectosacral fasciaの存在について，その頻度と部位について記載された報告を表に示す。rectosacral fasciaは大半の症例で認められると考えられており，その仙骨の起始部はS3-S4が多いとされている。

表●Rectosacral fasciaの頻度と部位

Author	Year	Percentage	Origin
Crapp	1974	100%	S4のみ
Sato	1991	97%	S2-尾骨（S2-S4：94%）
Havenga	1996	100%	S4のみ
Bissett	2000	46%	N.A.
García-Armengol	2008	87%	S2-S4

cadaversを用いて直腸後壁の膜構造に関する検討を行った文献もある[5]。この文献でもS4レベルの壁側仙骨前筋膜と直腸固有筋膜を連結する膜構造であるrectosacral fasciaが確認できる。

≪ 膜構造としてのrectosacral fasciaの存在に否定的な報告も

一方で，膜構造としてのrectosacral fasciaの存在について否定的な報告も認められる[6]。
S3-S4にかけて，直腸固有筋膜と下腹神経前筋膜，壁側仙骨前筋膜は非常に近接し，cadaversを用いて直腸後壁剥離を行い同定したrectosacral fasciaと考えられる組織は，病理学的な検討では明らかな膜構造として確認されていない。
直腸後壁剥離の際に，S3-S4レベルでそれまでとは異なるしっかりとした膜様構造が確認され，これを越えると再び疎な剥離層が得られることは，実際の手術中においてもしばしば経験される一方で，この膜様構造が認識されないこともある。
「Rectosacral fascia」と呼ばれるこの膜様構造が，真に組織学的な「fascia」か否かについては，まだ一定の見解は得られていない。

参考文献

1) Crapp AR, Cuthbertson AM. William Waldeyer and the rectosacral fascia. Surg Gynecol Obstet. 1974 ; 138 (2) : 252-256.
2) Sato K, Sato T. The vascular and neuronal composition of the lateral ligament of the rectum and the rectosacral fascia. Surg Radiol Anat. 1991 ; 13 (1) : 17-22.
3) Havenga K, DeRuiter MC, Enker WE, et al. Anatomical basis of autonomic nerve-preserving total mesorectal excision for rectal cancer. Br J Surg. 1996 ; 83 (3) : 384-388.
4) Bissett IP, Chau KY, Hill GL. Extrafascial excision of the rectum: surgical anatomy of the fascia propia. Dis Colon Rectum. 2000 ; 43 (7) : 903-910.
5) Garcia-Armengol J, Garcia-Botello S, Martinez-Soriano F, et al. Review of the anatomic concepts in relation to the retrorectal space and endopelvic fascia: Waldeyer's fascia and the rectosacral fascia. Colorectal Dis. 2008 ; 10 (3) : 298-302.
6) Kinugasa Y, Murakami G, Suzuki D, et al. Histological identification of fascial structures posterolateral to the rectum. Br J Surg. 2007 ; 94 (5) : 620-626.

腹腔鏡下直腸切除における前半部分

Sequence 00

Scene 02

内側アプローチから IMA 処理

直腸後腔剥離後の内側アプローチからIMA*処理までを解説する。スムーズにIMA根部を処理するため，次のポイントに留意する。①剥離のランドマークはIMA-SRA**である，②IMA背側は深く入りやすいことを常に認識する，③IMVの背側が最も正しい層に入りやすい。

Camera Blocking

❶ 固有筋膜に沿って頭側へ剥離し，SRAを露出しながらIMA根部に向かって剥離を連続させる
❷ 上方向郭清の頭側ラインを決め，IMVの背側で腎前筋膜腹側の層を同定する
❸ 右腰内臓神経の結腸枝を切離し，IMA根部を処理する

◀◀◀ Cut 01

固有筋膜に沿って頭側へ剥離し，SRAを露出しながらIMA根部へ向かって剥離を連続させる

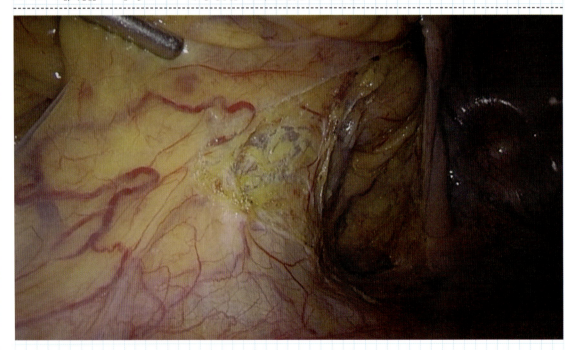

*IMA：inferior mesenteric artery，下腸間膜動脈
**SRA：superior rectal artery，上直腸動脈

Exposure

01 助手の2本の鉗子で，左手は肛門側，右手は口側の腸間膜を把持し，直腸とSRAの走行が確認できるように腹側へ挙上する。

口側への剥離操作に伴い，十分なトラクションが得られない場合は，助手の両鉗子をそれぞれ口側へ移動させて展開し直すこともある。

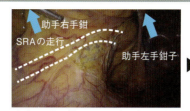

助手の2本の鉗子で腸間膜を腹側へ挙上して，直腸固有筋膜とSRAの走行が確認できるようにする

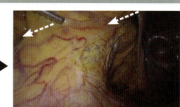

トラクションが弱まれば，把持する部位を口側へ移動させる。常に腸間膜が腹側に十分牽引されるように気をつける

Dissection

02 固有筋膜とSRAをランドマークに，固有筋膜に沿った剥離を頭側へ連続させる。剥離の方向は「上」である。常にSRAの走行を意識する。SRAを見失うと，腸間膜へ切り込んだり，外側の大動脈方向へ向かう恐れがある。

腹膜切開はIMA根部の近傍まで行う。

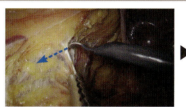

「切って剥離」の操作を繰り返す

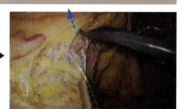

剥離は「上」方向へ行う

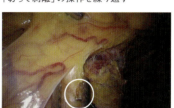

口側へ進む場合は，電気メスで腹膜切離端を引っかけると把持しやすい

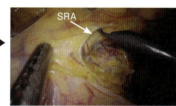

SRAを覆う腹膜を鉗子やヘラメスでめくって，SRAの走行は常に意識する

✔ Check Point

- IMA根部に至る腸間膜切開を適切に行うためのポイント
① SRAを岬角あたりでしっかり同定する。
② SRAの5〜10mm外側の腸間膜をSRA-IMAに沿って切開する。
③ 切開ラインがわからないときは，IMA根部を先に同定してそこを目指して切開していくか，あるいはIMAの背側を剥離し，その走行を明らかにしてから少しずつ腸間膜切開を行う。

Exposure

03 助手の右手鉗子でIMAの血管茎（pedicle）を把持して腹側へ挙上し，助手左手鉗子でIMV*外側の腸間膜を把持し，腹側やや外側へ挙上する。IMA，LCA**，IMVを面で展開することを心がける。

このときの助手の左手鉗子は，いわゆる助手右手鉗子とクロスの方向で把持しなくてはならず，助手左手鉗子を助手自身がコントロールすることは容易ではない。この場合には，助手の左手鉗子を助手から術者右手に渡して，術者がコントロールして組織を把持し，速やかに助手に受け渡す必要がある，すなわちこの局面では術者と助手の間でのいわゆる「組織のキャッチボール」操作が必要となることを知っておくべきだ。

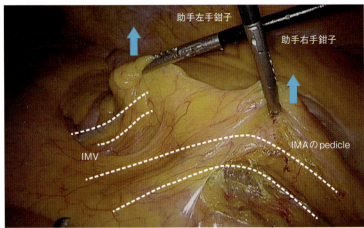

*IMV：inferior mesenteric vein，下腸間膜静脈
**LCA：left colic artery，左結腸動脈

Dissection

04 術者左手鉗子でSRA-IMAを腹側へ挙上する。この際，鉗子を開いたまま，片方をpedicleへ引っかけるようにして挙上し（あるいは鉗子を閉じたままIMA背側に慎重に進めてIMAを上方に挙上し），IMAの裏側をのぞき込むようにする。

IMA背側は出血しやすいポイントであり，LCSを使用して慎重に剥離を行う。

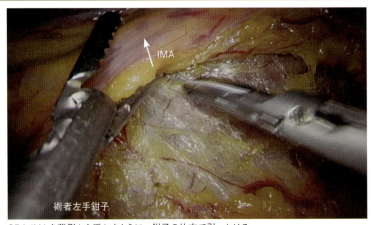

SRA-IMAを背側から浮かすように，鉗子の片方で引っかける

内側アプローチからIMA処理

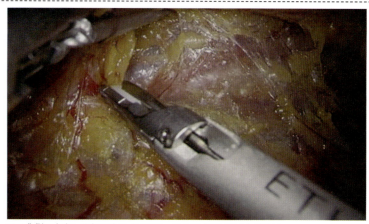

IMA背側は出血しやすいポイントであり，LCSを使用することが多い

▼

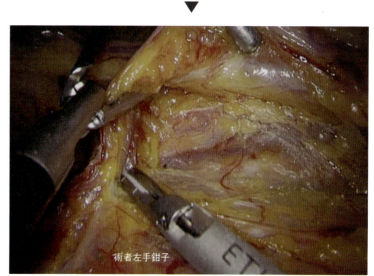

術者左手鉗子

ストロークの小さい鈍的，鋭的剥離を組み合わせて，IMA背側を後腹膜下筋膜より少しずつ浮かしていく

Cut 02
上方郭清の頭側ラインを決め，IMVの背側で腎前筋膜腹側の層を同定する

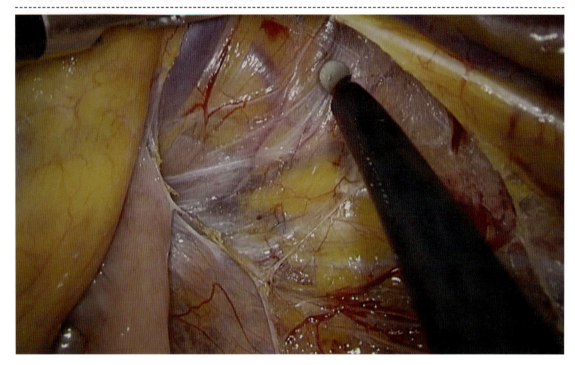

Exposure
Cut 01の手順03「助手の右手鉗子でIMAの血管茎 (pedicle) を把持して〜」と同様の手順で行う。

Dissection

01 上方郭清の頭側のラインを決定し，このラインの腹膜をIMVへ向けて切開する。
術者の左手でIMVの背側に開けた腸間膜のwindowを腹側へ挙上し，IMVからできるだけ離れずに背側を剥離し，腎前筋膜腹側の層を同定する。IMVを確認し，IMVのすぐ背側で剥離を行うことが，正しい剥離層を保つコツである。
この領域は，腸間膜と腎前筋膜との間の剥離層を見つけることが比較的容易である。つまり，正しい剥離層に入りきらない場合は，ここでよい層を見つけることがコツである。

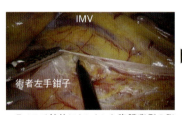
ヘラメスで鈍的にトントンと腹膜背側の脂肪組織を剥離する

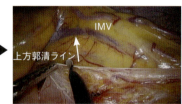
腹膜のみ，IMVへ向けて切開して，上方郭清の頭側ラインを決定する

内側アプローチからIMA処理

02 頭尾方向の細血管は後腹膜の組織であり，ヘラメスの彎曲を利用して背側へ落とす。
IMV外側で助手左手鉗子が把持している組織量が多いと，背側へ剥離すべき後腹膜の組織を一緒に把持していることがあり，注意する。

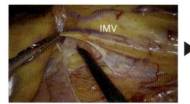

IMV背側を確認し，腎前筋膜腹側のとっかかりを見つける

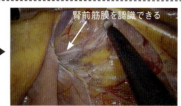

頭尾方向の細血管は後腹膜側の組織であり，これを背側へ優しく落としていく。この操作により，腎前筋膜の厚い膜を見つけることができる

⋘ Cut 03
右腰内臓神経の結腸枝を切離し，IMA根部を処理する

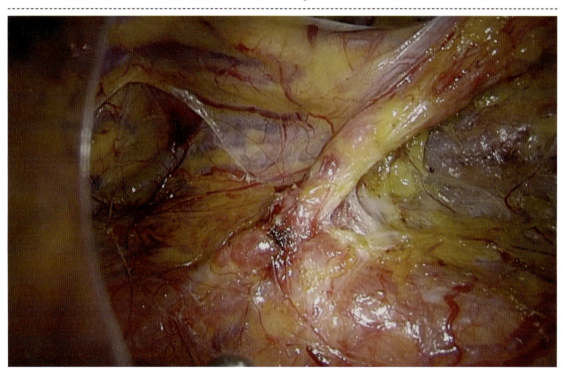

Exposure

01 IMAを把持している助手右手鉗子でIMA根部へトラクションをかける。
IMAを挙上する角度は30〜45°とし，必要であれば持ち替える。

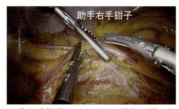

助手右手鉗子は，よりIMA根部に近い部位へ持ち替える

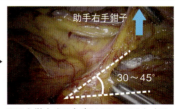

IMAを挙上する角度は30〜45°とする。剥離がIMAに近づくにつれ，徐々に30°から45°に血管を立てていくイメージを持つ

Dissection

02 術者左手鉗子で右腰内臓神経結腸枝を把持して手前に引くか，IMA根部付近を腹側へ挙上して，場をコントロールする。
この際，剥離操作の直近にIMAが走行しており，LCSのアクティブブレードによるIMAの熱損傷に注意する。

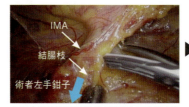
右腰内臓神経の結腸枝を把持して牽引することもあるが，IMAが直近を走行しており，奥のスペースが確認しにくいことがある

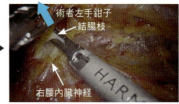
術者左手鉗子でIMA根部付近を腹側へ挙上するとIMAと背側組織のスペースを確保した展開が可能であり，吊り上がってくる右腰内臓神経結腸枝のみ切離する

03 右腰内臓神経の結腸枝を切離後，IMA根部背側を剥離する。
術者左手鉗子でIMA根部頭側の組織，もしくはIMA根部尾側の郭清組織を把持し，IMAのvessel sheathを処理する。

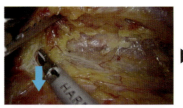
IMA根部の背側も出血しやすいポイントであり，優しく丁寧に剥離する

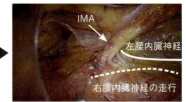
IMA根部の右側〜背側の剥離後，右腰内臓神経が背側へ落とされている

04 IMAに沿ってLCSのティッシューパッドをそっと挿入し，vessel sheathを切離する。さらにその層を保ちつつ，IMA左側まで剥離しておくと，場が開けてIMA処理を安全に行うことができる。

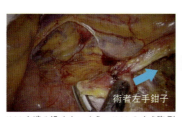
IMAを噛み込まないよう，IMAのすぐ腹側でvessel sheathに滑り込ませるようにLCSのティッシューパッドを挿入する

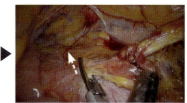
そのままの層を保ちつつ，すーっとティッシューパッドを奥へ滑らせ，sheath切開後に血管を沿わせるように剥離するとIMAが露出する。ただし，乱暴な操作は血管外膜の損傷を招くので非常に丁寧な操作を心がけるべきである

05 剥離鉗子でIMA根部を剥離するに当たり，IMA根部背側と左側を十分に剥離すると，IMA処理において剥離鉗子が通りやすい。IMAの中枢側はdouble clipして，切離する。

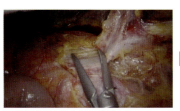
剥離鉗子でIMA左側を剥離する

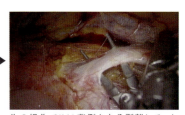
先の操作でIMA背側を十分剥離していれば，IMA根部は容易に確保できる。ただし，背側に挿入した鉗子を乱暴に開くことは避けたい。煩雑な手技により，よく出血を招く

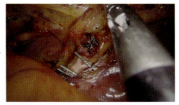
中枢側はdouble clipして切離する

血管処理後の内側アプローチ

Sequence 00 / Scene 03

IMA処理後の内側アプローチとして，IMA周囲の左腰内臓神経枝を処理し，IMA断端を腹側に挙上。IMV背側の層を腎前筋膜腹側の層に向けて広げ，SD junction付近を内側から剥離していく。外側アプローチに向けた前処理であり，スムーズに外側アプローチへ移行するために欠かせない重要なプロセスでもある。

Camera Blocking

① IMA周囲の左腰内臓神経結腸枝を適切な位置で処理する
② IMV背側の腎前筋膜を広く剥離する
③ SD junction付近を内側から剥離する

⋘ Cut 01

IMA周囲の左腰内臓神経結腸枝を適切な位置で処理する

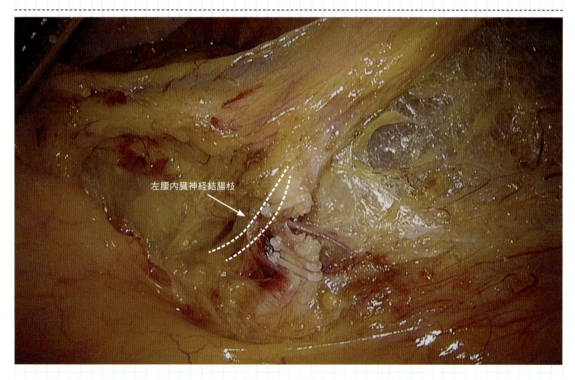

左腰内臓神経結腸枝

腹腔鏡下直腸切除における前半部分

Exposure

01 助手は前Sceneの展開を継続する。
術者左手鉗子でIMA断端末梢側近傍を把持して腹側へ挙上する。

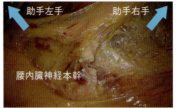

助手は前sceneと同様の展開を維持する。この場合，助手鉗子はクロスで展開することになる

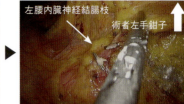

術者左手でIMA末梢側を把持し腹側へ挙上する。それにより左腰内臓神経枝が良好に牽引される

Dissection

02 IMA断端近傍で左腰内臓神経結腸枝を切離する。

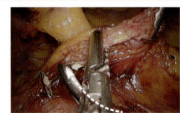

右手鉗子は左手の背側を通す

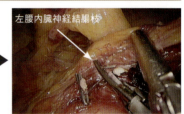

左腰内臓神経結腸枝をIMA断端近傍で切離する

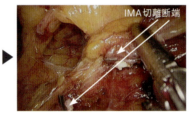

切離するとIMA断端が腹側へ挙上され，かつ，左腰内臓神経から上下腹神経叢に至る神経線維が温存される

血管処理後の内側アプローチ

⋘ Cut 02
IMV背側の腎前筋膜を広く剥離する

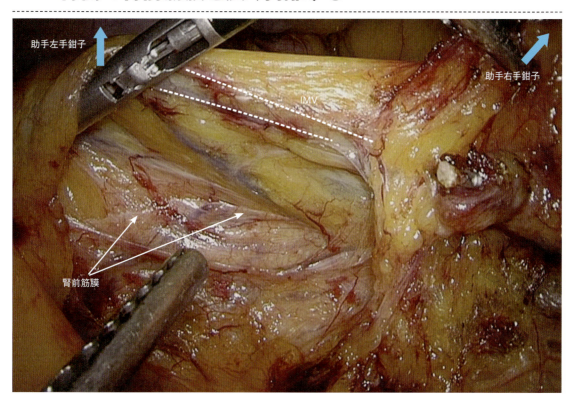

Exposure

01 IMV背側では比較的剥離層が同定しやすい。助手鉗子をクロスさせると助手の姿勢が窮屈になることが少ない。ただし，この鉗子のコントロールは術者が行い，助手の左手に手渡し，術野を固定するように指示を出す。

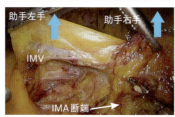

助手右手鉗子でIMA切離断端の近傍を把持して挙上する。最初のうちは，クロスで持った助手の左手鉗子は，IMVの外側を把持して強めに挙上するとよい

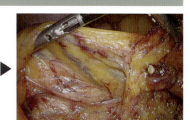

剥離が進むにつれ，トラクションが不十分になったら助手左手鉗子を腸間膜の奥に入れ，テンションをかけ直す。この操作も術者が行ったほうがスムーズである。術者が腸間膜背側に入れた鉗子を開き，そのまま面として挙上するようにして助手の左手に渡すことが望ましい。いわゆる「ドーム状展開」である

Dissection

01 IMVに沿って腸間膜切開縁を頭側に剥離する。頭側は膵下縁のレベルまで剥離するが、膵が明瞭に透見できないこともあるため注意する。IMVに沿ったwindowを広く開放することにより、その後の内側アプローチが行いやすくなるばかりでなく、内側からの脾彎曲授動も、この視野から連続して行うことが可能である。

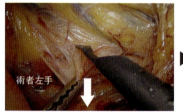

左手で腎前筋膜を把持しカウンタートラクションをかける

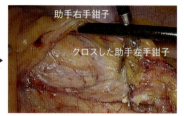

助手鉗子をさらに奥へ入れ、腹側へ挙上する。腸間膜を助手鉗子で損傷しないように注意する

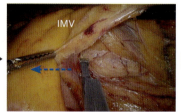

IMVに沿って腸間膜切開縁を頭側に切離し、視野を広げる（IMV windowの開放）

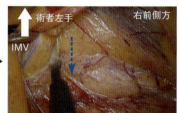

電気メスの背側で鈍的に剥離を行うone-hand method。基本は、術者の左手は腎前筋膜を手前に牽引したtwo-hand methodで鋭的剥離を行いたいが、この局面ではone-hand methodによる鈍的剥離が有用であることも多い。その場合、術者の左手鉗子は腸間膜の背側を鉗子先端で引っかけて挙上し、術者の右手のヘラメスあるいはLCSで丁寧に鈍的に腎前筋膜を落とすようにする。ここでの乱暴な操作も小出血を招きやすい

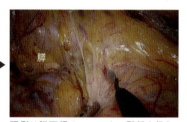

頭側は膵下縁のレベルまで剥離を行う。膵は明瞭に透見できないこともある。膵下縁までの十分な剥離操作は、脾彎曲の完全授動を行う上で非常に大きいサポートとなる

«« Cut 03
SD junction付近を内側から剥離する

Exposure

01 SD junction付近は剥離層の同定が比較的困難なことが多いため，先に露出した正しい層を連続させるように剥離する。展開方法は，クロス展開で行うほうが助手としては楽な姿勢で展開できることも多い。どちらにせよ，腸間膜を上方に十分牽引することが正しい剥離層の遵守に重要である。

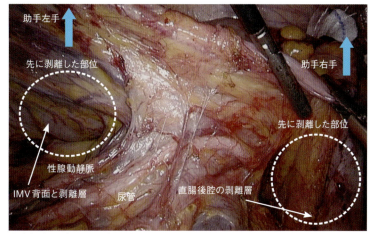

助手右手で尾側の腸間膜を把持し，腹側へ挙上。助手左手は腸間膜背側をドーム状展開で上方牽引する

Dissection

02 腎前筋膜を背側へ剥離し，頭尾側の層に連続させる。正しい層で剥離すれば，性腺血管の表面に腎前筋膜が1枚被った状態になる。

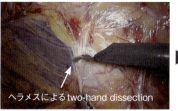 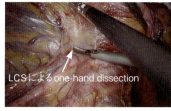

Two-hand method あるいは one-hand method で剥離を進める

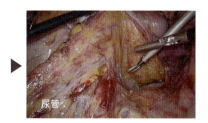

Sequence 00 / Scene 04: 外側アプローチ

内側アプローチ終了後,外側から下行結腸およびS状結腸を授動する際の要点を解説する。Monk's white lineから切開を始め,続いて腎前筋膜から下行結腸間膜を授動して,内側アプローチの層と交通させる。「面で展開する」「off the ground」などの基本手技についても詳しく述べる。

Camera Blocking
1. 下行結腸外側のMonk's white lineを脾彎曲に向けて切開する
2. 腎前筋膜から下行結腸を授動し,内側アプローチの層と交通させる
3. SD junction付近の生理的癒着を剥離する

≪≪ Cut 01
下行結腸外側のMonk's white lineを脾彎曲に向けて切開する

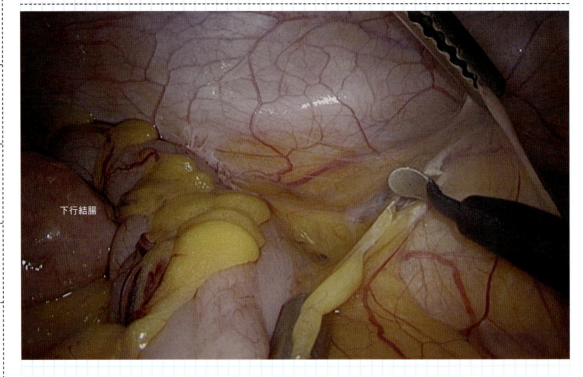

下行結腸

外側アプローチ

Exposure

01 SD junction付近生理的癒着部より口側の下行結腸外側からアプローチする。

すなわち、外側アプローチは生理的癒着の少ない領域から開始すべきである。

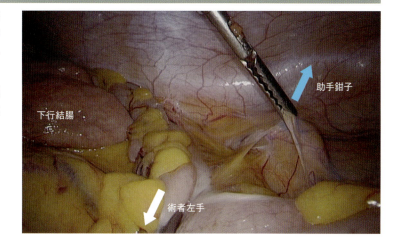

Dissection

02 カウンタートラクションを意識してMonk's white lineに沿って頭側へ切開していく。

ここでは、助手は右鉗子のみを用いて外側への牽引を担う。より頭側に剥離が進み、脾彎曲までくると、2本の鉗子による下行結腸側の上方牽引を要することになる。さらに術者の左手鉗子が把持した組織を少し浮かせるように軽く挙上することで、ヘラメスの先による裏側の組織への熱損傷を軽減させる (off the ground*)。

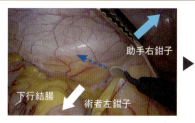 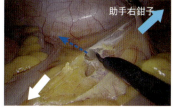
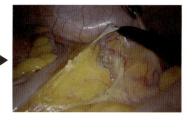 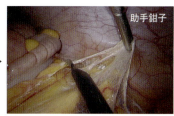

テンションが不十分になったら術者が壁側腹膜を引っかけて助手に持たせるようにサポートする

---

*off the ground：膜を切開する際、奥の組織を損傷しないように膜を持ち上げて展開し、奥にスペースを作る技

腹腔鏡下直腸切除における前半部分

◀◀◀ Cut 02
腎前筋膜から下行結腸を授動し，内側アプローチの層と交通させる

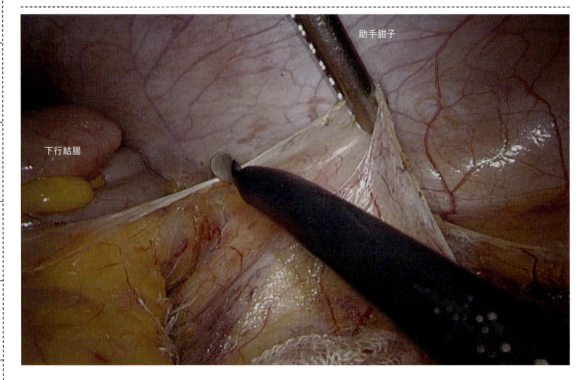

助手鉗子
下行結腸

Exposure

03 助手は腎前筋膜を腹側に牽引して展開する。
内側アプローチの程度によって腹膜切開のみで内側から授動した層と交通する場合もある。

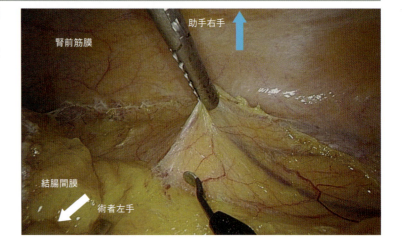

腎前筋膜
助手右手
結腸間膜
術者左手

外側アプローチ

Dissection

04 腎前筋膜から下行結腸を授動し、内側から剥離した層と交通させる。

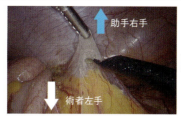

助手右手は腎前筋膜あるいは壁側腹膜を把持し、腹側に牽引する

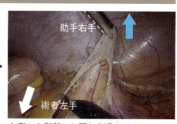

内側から剥離した層と交通させる

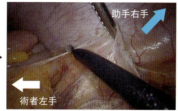

腸間膜背側に空間を作るように意識して牽引する（off the ground）。すなわち、2本の鉗子はカウンタートラクションの意識に加え、「少し組織を地面から浮かせる」ようなイメージで、切るべき背側にスペースをつくるようにする。この「off the ground」の意識づけは、特にモノポーラーによるpoint dissectionに必要な手技である

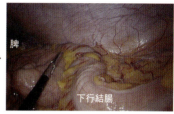

脾彎曲へ

腹腔鏡下直腸切除における前半部分

Cut 03
SD junction付近の生理的癒着を剥離する

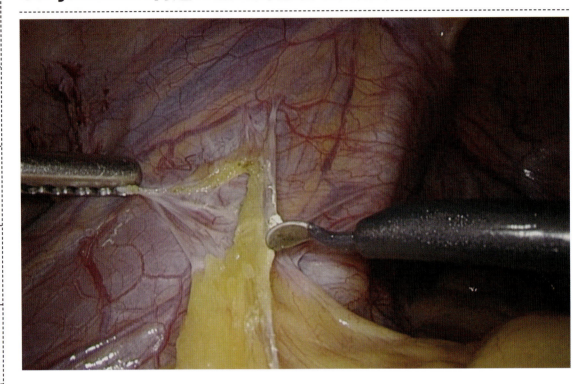

Exposure

01 癒着の近傍を把持して助手と術者でカウンタートラクションをかける。

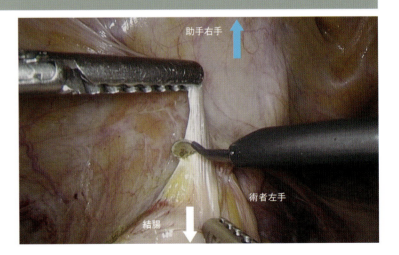

外側アプローチ

Dissection

02 生理的癒着部の1mm腸間膜側で切開すると壁側腹膜を損傷することなく，癒着を剥離できる。

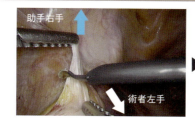
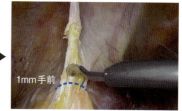

癒着の1mm手前（結腸側）を切離していく

ITO'S EYE 伊藤の目

癒着剥離はちょっとだけ腸間膜寄りで

腸間膜と壁側腹膜の癒着を剥離するときは，癒着そのもののラインよりも若干腸間膜寄りで行うと，正しい層を保てることが多い。「若干腸間膜寄り」というのは，ヘラメスの背中で癒着そのもののラインを触れながらほんのちょっと内側（1mmくらい内側）を切るイメージである。これにより壁側腹膜から後腹膜にかけて連続して温存され，性腺血管等の損傷を回避できる。逆に癒着の外側で剥離するとたいていは腎前筋膜を損傷して一層深い層に入ることになる。

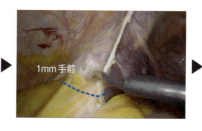
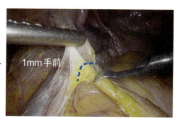
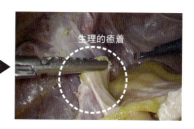

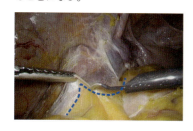

Pitfall

もし術中に左側結腸の辺縁血流が遮断されてしまったら？

下行結腸から横行結腸の左側結腸を授動する際に，辺縁血管がうまく同定されず損傷に至ったり，あるいは先天的に辺縁血管の交通欠損がある場合がまれにある。超低位前方切除術やISRにおいて口側腸管は十分に長さの余裕のある血流のよい腸管を用いる必要がある。術中に予期せぬ左側結腸の血流遮断が認められた場合，血流がよく，緊張のない吻合部を作製するために，再建に適切な口側腸管を探す必要がある。このようなケースでは，右側結腸も完全授動した後に，中結腸血管をSMA近傍で切離し辺縁血流を完全に保持したうえで，横行結腸を口側再建腸管として用いることで，吻合部トラブルが回避される。さらに最近ではICG（インドシアニングリーン）静注後の近赤外内視鏡評価も加えることにより，吻合部予定腸管の血流が良好であるか否かを術中に確かめることができるようになった。

腹腔鏡下直腸切除における前半部分

Sequence 00
Scene 05

脾彎曲部授動

脾彎曲部の授動を行う場合の手順を3ステップに分けて解説する。患者体型・必要な腸管長・術式により授動の要求度は異なるため，全例で完全な授動が必要なわけではないが，結腸肛門吻合の場合は，吻合部の緊張を緩和するため必須と考える。

Camera Blocking
❶外側からのアプローチ
❷網嚢腔に入る
❸IMV処理・横行結腸間膜処理

脾彎曲部の腸管走行・タイプ別授動アプローチ

脾彎曲部授動の際，彎曲部の頂点の位置と大網・腹膜の癒着の程度により，その難易度が大きく異なる。当科では脾彎曲部の構造物に着目して，図のように分類を行い，定型的な脾彎曲部授動を行っている。

タイプA-1：最も簡単なパターンであり，外側アプローチのみで脾彎曲部の完全授動が行えることが多い。
タイプA-2・B-1：外側からのアプローチのみでは困難であり，網嚢腔からのアプローチを脾彎曲部近くから行う必要がある。
タイプB-2：最も困難なパターンであり，外側・網嚢腔双方向からのアプローチを行う必要があることが多い。

図1●脾彎曲部の頂点による分類

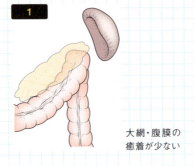

A 脾彎曲部の頂点が低い　　B 脾彎曲部の頂点が高い

図2●脾彎曲部周囲の癒着による分類

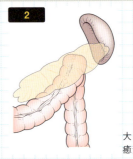

1 大網・腹膜の癒着が少ない　　2 大網・腹膜の癒着が多い

◀◀◀ Cut 01
外側からのアプローチ

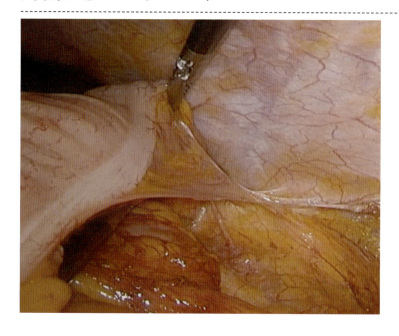

Exposure

01 結腸間膜を助手鉗子で内側腹側にoff the groundすることで頭側方向の切開線を明らかにする。
頭側の剥離が進んだら脾臓を確認する。

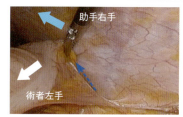

助手鉗子2本を用いて展開する場合もある

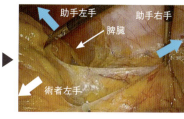

Dissection

02 術者左手でトラクションをコントロールしながら，頭側に向かって切開を進める。
脾臓を確認し，その尾側で脾結腸靭帯を切離できれば，Cut 02に移行する。

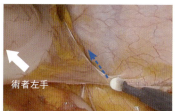
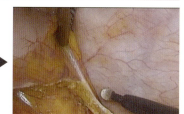
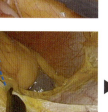
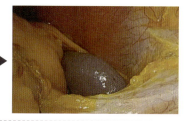

Cut 02

網嚢腔に入る

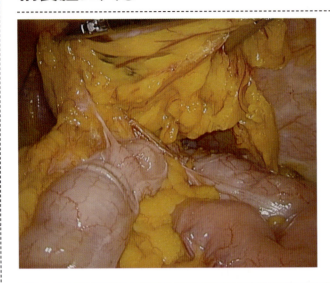

Exposure

01 助手鉗子で大網を腹側に牽引し、結腸付着部を明らかにする。

大網の付着部が下行結腸寄りに及んでいる場合は Cut 01 で脾臓を確認する前に Cut 02 に移行してもよい。

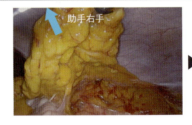
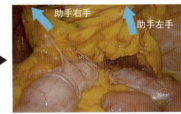

ここでの視野展開では助手が自身の鉗子をコントロールすることはミラーイメージで難しい。したがって、助手の2本の鉗子を術者が受け取りそれぞれ大網を情報へ牽引して速やかに助手に渡して牽引をしてもらうようにする

Dissection

02 大網の結腸付着部より切開していくと網嚢左界より網嚢腔が解放される。

網嚢腔を確認しながら大網の結腸間膜付着部を切離する。

脾彎曲部結腸が完全に授動されるまで大網を切離していく。

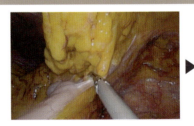
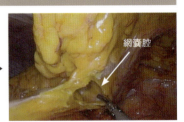
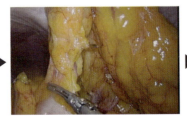
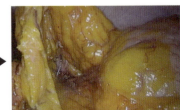

脾彎曲部授動

タイプB-2の場合の経網嚢腔アプローチ

前述のB-2の場合，経網嚢腔アプローチからの授動が必要になる。外側アプローチからの剥離層と合わせて，完全な脾彎曲部授動が得られる。この場合，横行結腸から脾彎曲部にかけて大網を横行結腸から切離する操作から開始する。

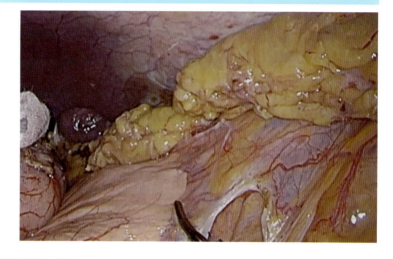

Exposure

01 内側アプローチからの剥離層で挿入したガーゼを透見する。

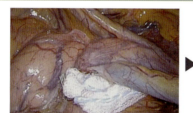

内側アプローチで膵下縁まで剥離した際にガーゼを挿入しておく

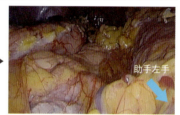

助手右手で横行結腸間膜を尾側へ牽引し，膵下縁およびガーゼを固定する

Dissection

02 膵下縁のガーゼをランドマークに，尾側の横行結腸間膜起始部を前面よりLCSで切離していく。
内側アプローチからの剥離層と交通させる。
横行結腸間膜起始部を脾結腸靱帯に向かって切離していくと，脾彎曲部の結腸が完全に授動される。
脾彎曲部の4つのタイプ（A-1, A-2, B-1, B-2）により，授動方法は必ずしも画一ではないが，経網嚢腔アプローチを体得することにより，脾彎曲の完全授動の手技の選択肢が増える。

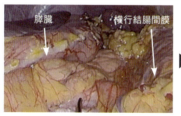

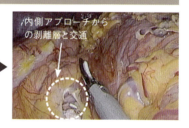

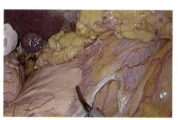

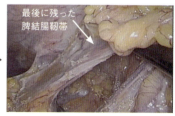

Cut 03

IMV処理・横行結腸間膜処理

Cut 02で授動した左側結腸を完全に直線化させるため、律速段階となっているIMVおよび結腸間膜を処理する。

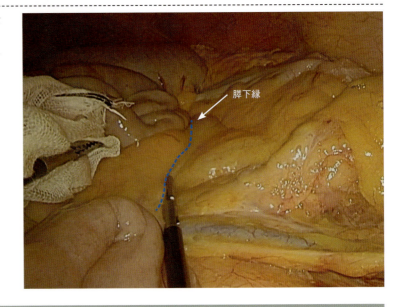

膵下縁

Exposure

01 助手右手でIMV末梢側の腸間膜を尾側腹側に牽引し、助手左手でクロスにIMV外側の結腸間膜を腹側に展開し、無血管野を明らかにする。

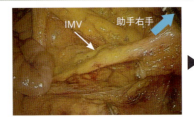
IMV　助手右手

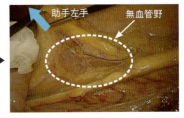
助手左手　無血管野

Dissection

02 膵下縁付近でIMV本幹へ流入静脈が見られることがある。結腸間膜の授動効果をイメージして、その流入静脈を温存するか否かを判断する。IMV処理後外側に無血管野があり、その部分は切開してよいが、その先の辺縁動脈を処理しないように注意する。
最後に脾彎曲部の結腸が完全に授動され、左側横行結腸が直線化して骨盤方向に向かうことを確認する。

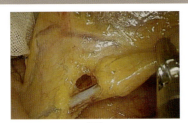

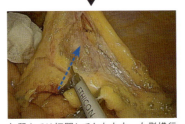

矢印までは切開しても大丈夫。左側横行結腸から下行結腸の辺縁動脈の損傷には十分注意する必要がある

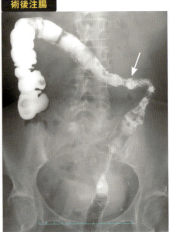

術後注腸

脾彎曲が十分に授動している

口側結腸授動のための3条件

ISRにおいて良好な血流と緊張のない口側腸管を作製するための3条件は以下のとおりである。
①IMA high tie
②IMV high tie
③脾彎曲完全授動の意義

LAP-ISR (87)	脾彎曲脱転有 IMV高方切離 (15)	脾彎曲脱転無 (72)	p
術後縫合部血流不全	0 (%)	9 (12.5%)	0.057

ここでのピットフォールは下図のようにIMVに並走してmeandering artery (あるいはRiolan血管) が存在する症例がある。このようなケースではmeandering arteryを切ると脾彎曲付近で辺縁動脈の血流が乏しく, 左側結腸の虚血に至る症例がある。この辺縁動脈の血流の乏しい領域をGriffiths' pointsという。

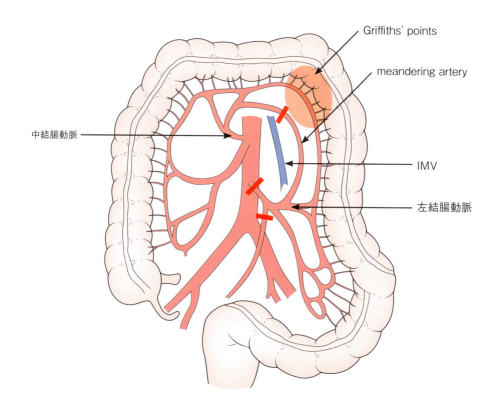

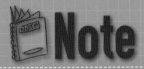

術中に血流温存を可視化する

大腸手術の重大な術後合併症である縫合不全。発生の重要な因子の一つが吻合腸管の血流である。これまで外科医が視覚的に評価してきた血流を，ICG蛍光造影法によって客観的に評価する手法が注目されている。

ICG蛍光造影法による術中腸管血流評価

大腸疾患に対する手術における重大な術後合併症の一つに縫合不全が挙げられる。縫合不全の発生には，患者因子・腫瘍学的因子・手術因子といった多元的な因子が関与しており[1]，吻合腸管の血流はその中でも最も重要な因子の一つである[2]。

現在，吻合腸管の血流は術中に外科医が視覚的に（腸管壁の色調などで）評価していることが多い。しかし，その評価は主観的で信頼性が低く[3]，客観的に腸管血流を評価する手法の確立が望まれている。近年，消化管手術においてインドシアニングリーン（以下，ICG）蛍光造影法による腸管血流評価の報告例が散見される[4,5]。

大腸手術における縫合不全の発生率は，10%前後であると報告されている[1,2,6]。Jafariら[4]は左側大腸手術の際に吻合前後にICG蛍光造影法による腸管血流評価を行った（PILLAR II Study）。ICGによる評価で血流が不良と判断した場合は口側腸管を追加切除する等の手術プランを変更し，その結果，縫合不全発生率は1.4%であったと報告している。

ICG蛍光造影法は，術中に腸管血流を評価する客観的手法の一つとして注目されている。

吻合予定腸管の血流をICG蛍光造影法で評価する

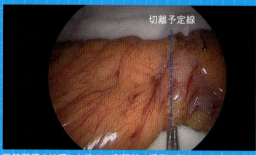

腸管間膜を処理した後の口側腸管。鑷子で指している部分が吻合予定線となる

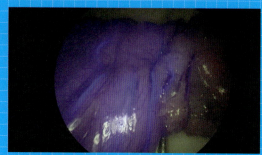

吻合予定線まで造影されているのが確認できる

参考文献

1) Snijders HS, Wouters MW, van Leersum NJ, et al. Meta-analysis of the risk for anastomotic leakage, the postoperative mortality caused by leakage in relation to the overall postoperative mortality. Eur J Surg Oncol.
2) Kingham TP, Pachter HL. Colonic anastomotic leak:risk factors, diagnosis, and treatment. J Am Coll Surg. 2009 Feb;208(2):269-278
3) Karliczek A, Harlaar NJ, Zeebregts CJ, et al. Surgeons lack predictive accuracy for anastomotic leakage in gastrointestinal surgery. Int J Colorectal Dis. 2009 May;24(5):569-576.
4) Jafari MD, Wexner SD, Martz JE, et al. Perfusion assessment in laparoscopic left-sided/anterior resection (PILLAR II): a multi-institutional study. J Am Coll Surg. 2015 Jan;220(1):82-92.
5) Boni L, Fingerhut A, Marzorati A, et al. Indocyanine green fluorescence angiography during laparoscopic low anterior resection: results of a case-matched study. Surg Endosc. 2016 Aug
6) Pommergaard HC, Gessler B, Burcharth J, et al. Preoperative risk factors for anastomotic leakage after resection for colorectal cancer: a systematic review and meta-analysis. Colorectal Dis. 2014 Sep;16(9):662-671.

腹腔鏡下直腸切除における前半部分

Sequence 00 / Scene 06

直腸左側剥離

直腸の周囲を剥離する。前Sceneまでの操作で右前方，直腸後腔の剥離操作は終了しているため，残る左側の操作を行う。操作の際，直腸後腔を明らかにし，吊り上ってくる左下腹神経を損傷しないように注意しなければならない。

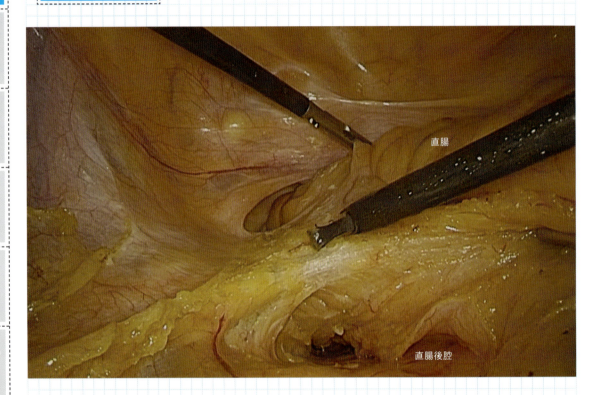

直腸 / 直腸後腔

Camera Blocking

❶ 直腸後腔が明らかになるように直腸を引き出し，左側腹膜を切開する
❷ クモの巣状の層を広げ，直腸固有筋膜に沿って切離する

直腸左側剝離

◀◀◀ Cut 01
直腸後腔が明らかになるように直腸を引き出し，左側腹膜を切開する

Exposure

01　術者が直腸を可能なかぎり直線化し，直腸後腔を明らかにする。

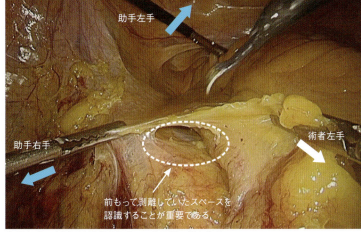

術者左手は直腸固有筋膜を把持して右頭側へ引き抜く

Dissection

02　左側の腸間膜の付け根から5〜10mm腸間側の腹膜を左側のsacrogenital foldまで切開する。

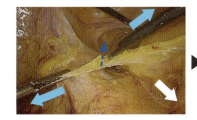 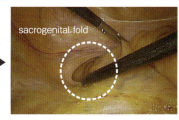

左側まで剝離操作を行っている場合

前述までで左側までに剝離操作を行っている場合は膜切開のみで終了する。
直腸左側は，直腸後腔の剝離の進み具合により，その剝離すべき状況が異なる。

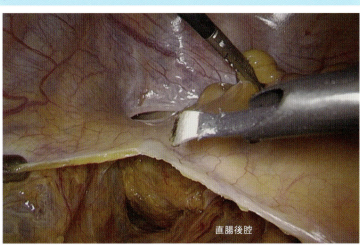

腹腔鏡下直腸切除における前半部分

◀◀ Cut 02
クモの巣状の層を広げ，直腸固有筋膜に沿って切離する

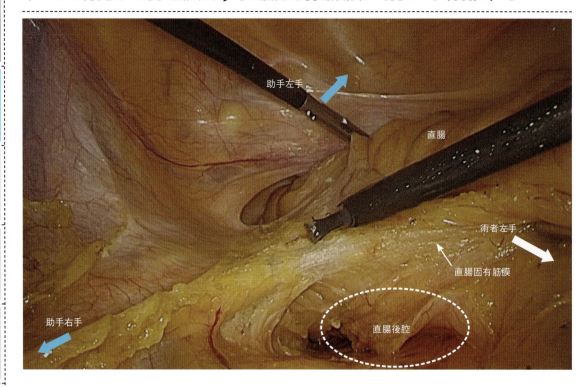

Exposure

01 直腸を右頭側牽引し，剥離すべき層を明らかにする。

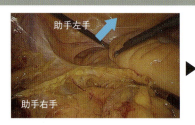
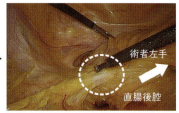

術者左手でトラクションの方向や強度を調節し，切離すべき層を明らかにする

Dissection

02 直腸固有筋膜に厳密に沿って切離していく。

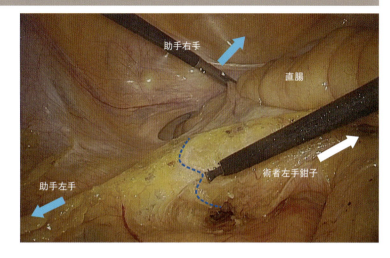

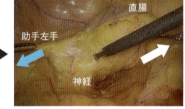

左下腹神経を損傷しないように注意する。ここでは鉗子で下腹神経を直接把持する操作はできるだけ避けたほうがよい

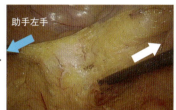

術者左手でトラクションを調節しながら左側のsacrogenital foldまで切離する

Sequence 01

TME
(total mesorectal excision)

TME（Heald, et al. Lancet 1986）は直腸癌の手術において最も重要な手技である。正しい剥離層を遵守し，確実にCRM（circumferential resection margin）を確保することが，局所再発率の低下に直結する。骨盤内の解剖は複雑であり，特に男性の狭骨盤では鉗子操作の制限も加わるため，確実なTMEを行うためには視野展開・剥離方法の定型化が必須である。

≪ 国立がん研究センター東病院でのTMEの手順

❶前壁①（腹膜翻転部の切開，精嚢・腟近位の剥離）
❷右側壁（骨盤神経叢の剥離）
❸左側壁（骨盤神経叢の剥離）
❹左右前側壁（NVBの剥離）
❺後壁（hiatal ligament*の切離）
❻前壁②（前立腺・腟遠位の剥離）

＊尾骨と直腸をつなぐ平滑筋組織。一般的な呼び方は統一されていないが，本書ではhiatal ligament (Shafik.World J Urol 1999)と呼ぶこととする。

≪ 使用ポートと術者・助手の位置

術者は患者の右側に立ち，右側腹部と右下腹部のポートを使用する。助手は左側腹部と左下腹部の2ポート，もしくは左側腹部の1ポートのみを使用する（症例の難易度や術者の技量によって決めている。右側方郭清を施行する場合は術者が左側に移動することが多いため左側に2ポート必要となる）。
直腸の牽引には恥骨上ポートより挿入した5mmもしくは10mmの腸把持鉗子を使用することを基本としている。

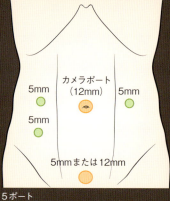

5ポート

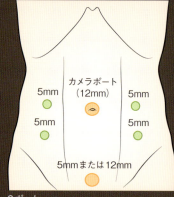

6ポート

恥骨上ポートを使用する理由

腹腔鏡下直腸手術において，直腸の頭側への強めの牽引は，正しい剥離層を同定するうえで必須である。
直腸を頭側へ牽引するための鉗子を入れるポートとしては，恥骨上ポートもしくは左下ポートがある。
恥骨上ポートの利点は，
① 左右対称に動かしやすい。
② 左右どちらに動かしても，鉗子が視野の妨げにならない。
③ 後に恥骨上ポートを利用した直腸切離を行うため恥骨上には12mポートを挿入することが多く，この場合に大きな鉗子を使用できるので安定した力で腸を把持することが可能である。

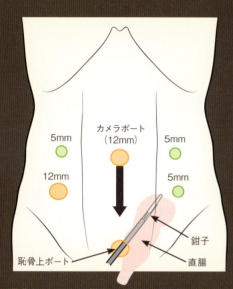
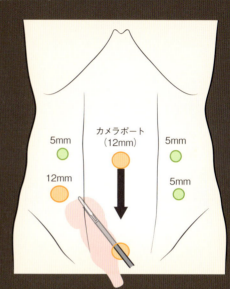

恥骨上ポートからの鉗子は，左右どちらに向けても視野の妨げになりにくい

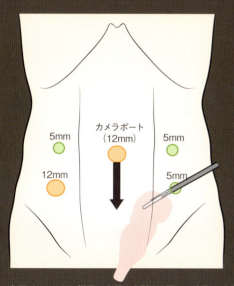
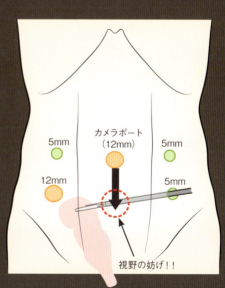

左下ポートからの鉗子で直腸を牽引する際は，右側に牽引するときに非常に視野の妨げになる（右図）

Sequence 01
TME (total mesorectal excision)

腸把持鉗子の使い方

恥骨上ポートから挿入した腸把持鉗子を使用することで直腸を強く頭側に牽引することができる。この直腸の牽引が，TMEを正しい層で行うためには必須と考えている。鉗子のサイズは5mmと10mmがあり，基本的には10mm鉗子を使うことが多い。5mm鉗子は若干把持力が落ちるが，腸管が細い女性やそれほど手術の難度が高くない場合では十分使用可能である。

腸把持鉗子で把持する部分は，直腸を軽く伸ばした状態で岬角付近を目安としている。それより肛門側だと術野の妨げになり，それより口側だと直腸の牽引力が不十分であったり術者左手と干渉することが多くなる。

一度腸を把持したら，基本的には持ち替えはしないが，後壁の視野展開の際はやや肛門側に持つ場所を変更したほうが，腸管が腹側に牽引され，よい視野展開ができる。

鉗子で把持することで腸管を損傷することはまれであるが，常に愛護的に把持するよう留意し，できるだけ切除する腸管を把持するようにする。もちろん腫瘍近傍も把持しないよう留意する。

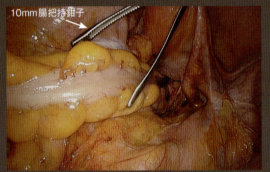

把持するのは岬角付近の腸管

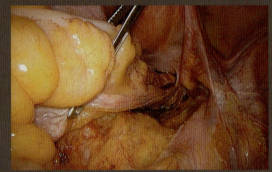

腸管を大きく愛護的に把持

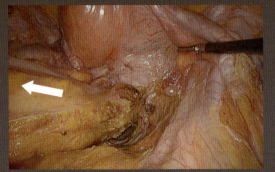

左頭側に牽引

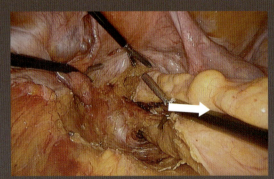

右頭側に牽引

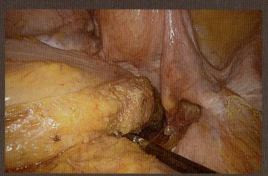 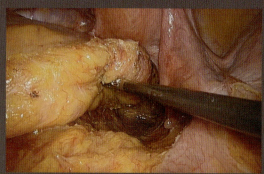

後壁剥離の際，鉗子の把持の位置がそのままだと直腸が立たずに後壁のスペースが作りにくい

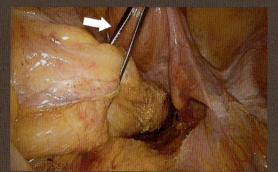 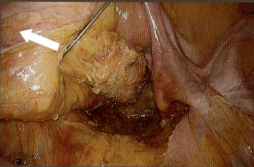

把持する位置を肛門側にずらすと直腸が少し腹側に持ち上がるようになり

後壁のスペースを作りやすくなる

TME

Sequence 01　前壁①

Scene 01

直腸左側の腸間膜切開が終了したら，腹膜翻転部の腹膜を切開し，精嚢・腟と直腸との間を剥離する．まず直腸前壁をある程度剥離しておき，側壁・前側壁剥離時の剥離ラインの目安とする．

Camera Blocking
- ❶ 直腸を頭側正中に牽引する
- ❷ 腹膜翻転部腹膜の切開
- ❸ 直腸-腟間の剥離（女性）
- ❹ 直腸-精嚢間の剥離（男性）

◀◀◀ Cut 01
直腸を頭側正中に牽引する

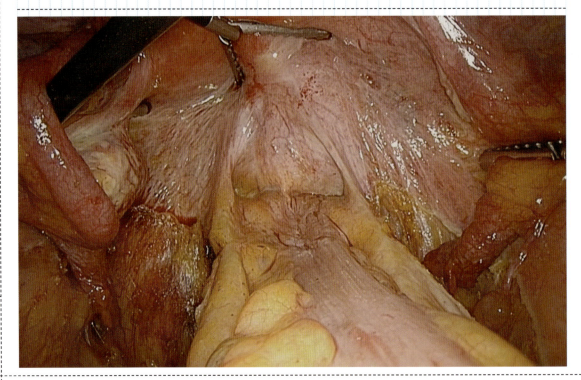

Exposure

01 恥骨上ポートから挿入した腸把持鉗子で直腸を把持し,頭側正中に牽引する。

TME操作において,
① 直腸が十分頭側に牽引されていること
② 牽引している鉗子を持ち替える必要のないこと
③ 牽引力が安定し,直腸が動かないこと

が重要なポイントである。

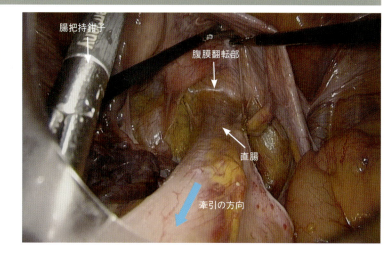

女性の場合

女性では垂れ下がった子宮が視野の妨げになることが多く,直針付きの糸を用いて腹壁に吊り上げて固定することが多い。

恥骨上ポートより左側の腹壁と子宮の右側を穿刺し吊り上げると子宮がやや左側腹側に牽引され,良好な視野を作ることができる。

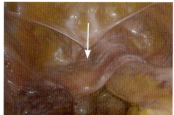
垂れ下がった子宮

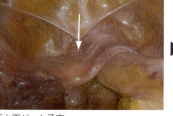
恥骨上ポートの左側から腹壁を穿刺

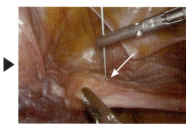
子宮の右側を穿刺

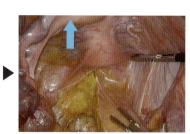
吊り上げ後

TME

‹‹‹ Cut 02
腹膜翻転部腹膜の切開

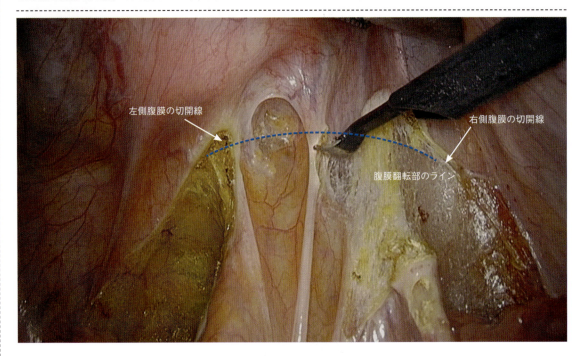

左側腹膜の切開線　　腹膜翻転部のライン　　右側腹膜の切開線

Exposure

01 術者と助手で十分なトラクション・カウンタートラクションをかける。

TMEの前半部の腹膜切開の局面では，助手鉗子は1本で腹膜を腹側に牽引する。剥離が進むと助手は2本の鉗子を用いて牽引したほうが面として展開されることが多い。

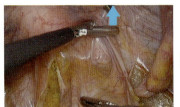
助手は鉗子を広げて腹側に腹膜を牽引

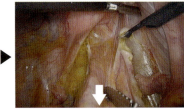
術者は左手で直腸前面の腹膜を持って（もしくは鉗子を広げて）直腸を背側頭側に牽引する

Dissection

02 腹膜翻転部の腹膜を切開し，左右の腹膜切開線をつなげる。

03 腫瘍の局在や深達度に合わせて切開のラインを決定する。

Rbaの前壁病変，あるいはT3以深の病変では，切開ラインを少し離したほうが腫瘍学的根治切除が得られやすい。

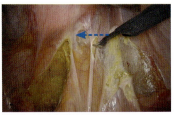
膜1枚のみを切開する

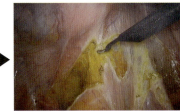
左右の腹膜切開線をつなげる

前壁①

Check Point
- 腹膜翻転部のくぼみが確認されているか。
- わかりづらい場合は，いったんテンションを緩めるなどして確認する。

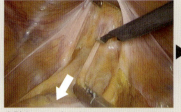
牽引するとくぼみがわかりづらくなることがある

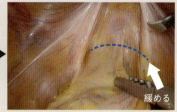
その場合は，一度テンションを緩めて確認する

Pitfall

腹膜翻転部の確認が不十分であったり，大きな腫瘍が存在する場合に，腹膜翻転部の位置を誤認することがあり，注意が必要。

組織の切離のされ方がおかしいときは，切離している部位が間違っている可能性があるため，切離部位を再確認したほうがよい。特に，出血を認めた場合，多くは精嚢や腟に寄った剝離層に寄っていることが多い。

⋘ Cut 03
直腸-腟間の剝離（女性）

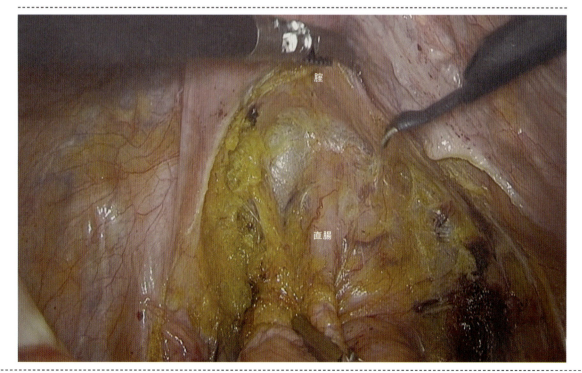

TME

Exposure

01 助手は腟を腹側へ挙上。剥離面から適切な距離を保ちながら、徐々に挙上する位置を尾側へ移動する。

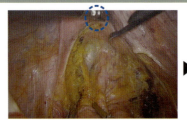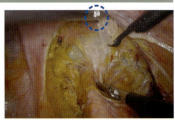

挙上する位置を尾側にずらしながら常に良好なカウンタートラクションをかける。助手は上向き、術者は下向きのトラクションである

Dissection

02 術者左手で直腸を愛護的に、かつ適切なトラクションがかかるように背側頭側へ圧排。

03 右手はヘラメスを用いて、直腸-腟間の線維を一本一本切るように鋭的に剥離する。ヘラの先端が切離する部位に適切な角度で接するように、ヘラの向きを調整する。

04 3〜5cm程度剥離すると肛門管上縁の高さに至るので、そこで前壁の剥離はいったん終了する。

あまりこの段階で前壁剥離にこだわり進める必要がなく、他の周在での剥離が終わると前壁剥離はより視認しやすくなることが経験される。女性の前壁剥離の最終地点のランドマークは、腟後壁の静脈が見え始めたあたりとしている。

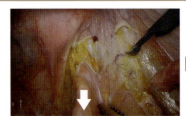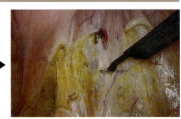

術者左手でトラクションをかける　線維を一本一本切っていく

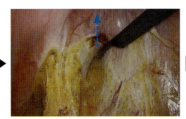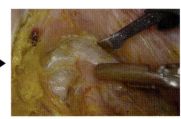

鈍的剥離を適宜使いながら　腟後壁を十分に露出させる

前壁①

<<< Cut 04

直腸-精嚢間の剥離（男性）

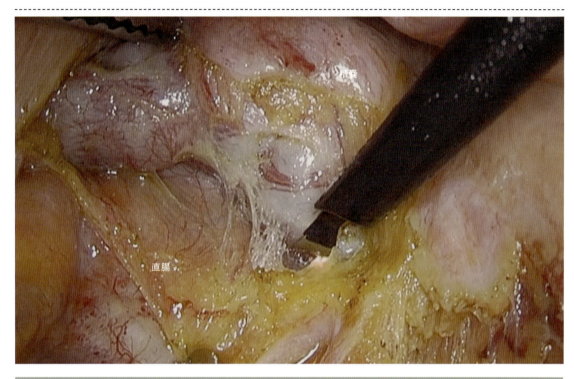

Exposure

Cut 03と同様。
精嚢を鉗子で損傷しないように注意。精嚢近くの膜をつかむか，精嚢自体を鉗子を開いた面で展開するかのどちらかである。

Dissection

01 基本手技は女性の場合と同様。
男性ではデノビエ筋膜がはっきりと認識できることが多く，腫瘍の局在や深達度に応じて，デノビエ筋膜を直腸側につけるのか精嚢側につけるのかを決定する。

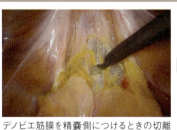

デノビエ筋膜を精嚢側につけるときの切離ライン

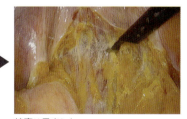

精嚢は露出しない

02 精嚢下縁付近まで至ったら，前壁の剥離はいったん終了とする。
女性と同様にこの段階ではあまり無理せず，他の剥離を進めた後に戻る意識で。

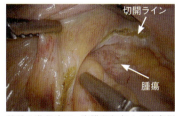

前壁の進行癌で，腹膜翻転部より精嚢側で腹膜を切開した症例

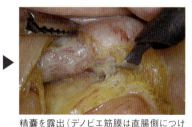

精嚢を露出（デノビエ筋膜は直腸側につけた）

直腸牽引方法の工夫

直腸の頭側牽引の際に，内視鏡手術支援機器「ロックアーム（株式会社システム・ジェーピー）」と，これに接続する「鉗子ホルダー」を利用しており，これらの使用方法について紹介する。

ロックアームとは

ロックアームとは，蛇腹構造を持つアーム型手術支援機器であり，意図する任意の位置で鉗子を固定できる。また，フットペダルで固定が解除されるため，術者が片手で簡便に操作することが可能である。ロックアームは簡便な操作性と安定性を有しており，腫瘍を把持することなく直腸を頭側に牽引することが可能である。

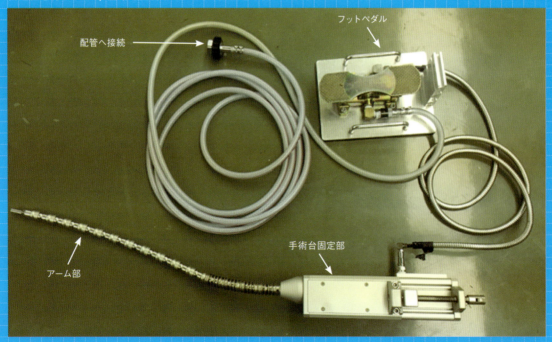

セッティングと固定の手順

01 図のように手術台へセッティングする。

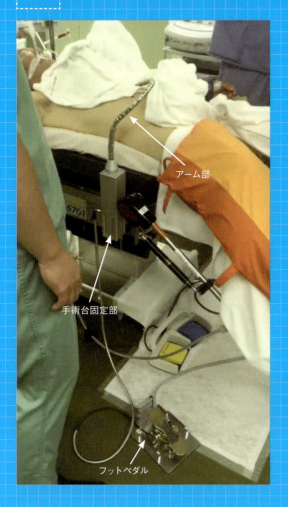

アーム部
手術台固定部
フットペダル

02 鉗子ホルダーと腸把持鉗子を装着する。5mm, 12mm鉗子いずれも装着可能である。

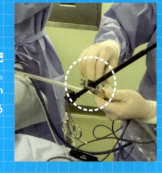

03 ロックアームで把持した鉗子を恥骨上ポートへ挿入する。直腸を把持・牽引した後に，ロックアームを固定する。

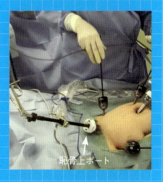

恥骨上ポート

04 牽引方向を変える際は，フットペダルで固定を解除した後に術者片手で簡便に操作できる。

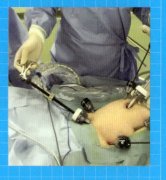

05 牽引を逆方向へ変える際もスムーズに行うことができる。

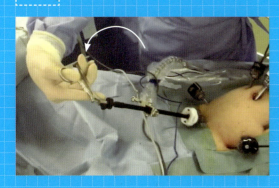

06 手を離してもしっかり固定される。

右側壁

Sequence 01 / Scene 02

直腸前壁の剥離が終了したら，右側壁の剥離を行う．骨盤神経叢の温存にかかわる重要な局面である．直腸固有筋膜と骨盤神経叢との間は，骨盤神経叢直腸枝や中直腸動脈が走行し，疎な剥離層が出にくいため，前壁および後壁から剥離した部分を目安として，切離ラインを設定する．

Camera Blocking
❶ 右側壁を展開する
❷ 骨盤神経叢との間を剥離する
❸ 挙筋上腔に入り，endopelvic fasciaを露出する

⋘ Cut 01
右側壁を展開する

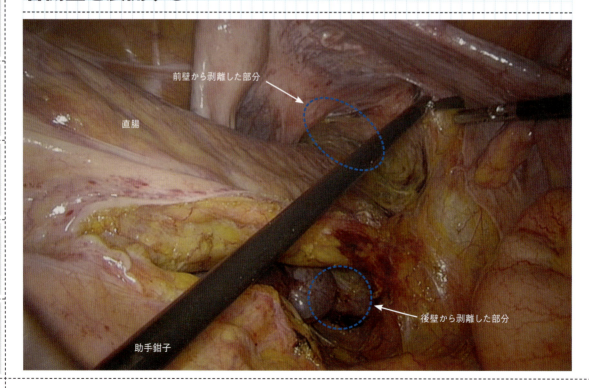

右側壁

Exposure

01 恥骨上ポートから挿入した腸把持鉗子で直腸を頭側左側に牽引する。

02 直腸と骨盤神経叢との間（実線の円内）にテンションがかかっているかを確認するとともに，後壁から剥離した部分を確認する。

03 助手は外側の腹膜を，鉗子を広げて（もしくは把持して），前壁から剥離した部分を同定できるように展開する。また，切離ラインに外側方向のトラクションをかける。

04 女性で卵巣が術野に落ち込む場合は，同じ助手鉗子で卵巣も外側へ排除する。

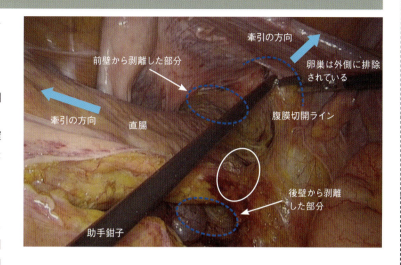

Check Point

● 直腸の頭側牽引は十分か。

➡直腸にテンションがかかっていないと，正しい剥離ラインを同定できない。

6ポートの場合

01 恥骨上ポートから挿入した腸把持鉗子で直腸を頭側左側に牽引する。

02 助手は両手で鉗子を広げて(もしくは把持して)，前壁から剥離した部分を同定できるように展開する。このとき，多くは助手鉗子はクロスで展開，すなわち助手左手鉗子が直腸右側，助手右手鉗子が直腸左側を把持，牽引することが望ましい。

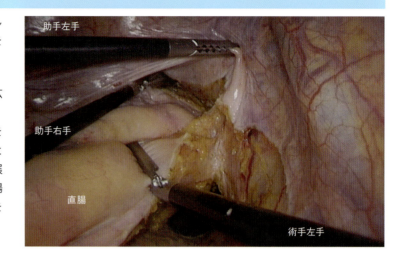

 ITO'S EYE　　　　　　　　　　　　　　　　　　　　　　　　伊藤の目

助手鉗子の位置の注意点

図のように，助手右手で右側の展開をすると，視野の妨げとなったり(左図)，術者の右手デバイスと干渉してしまう(右図)。よって，助手の右手は左側，左手は右側を担うのが原則である。TMEが進行してくると助手鉗子をクロスに展開することで視野の妨げや鉗子の干渉を防ぐことができる。

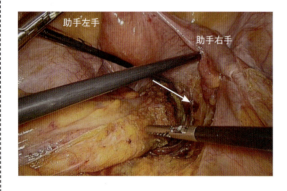
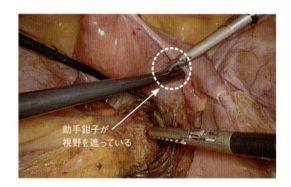

右側壁

⋘ Cut 02
骨盤神経叢との間を剥離する

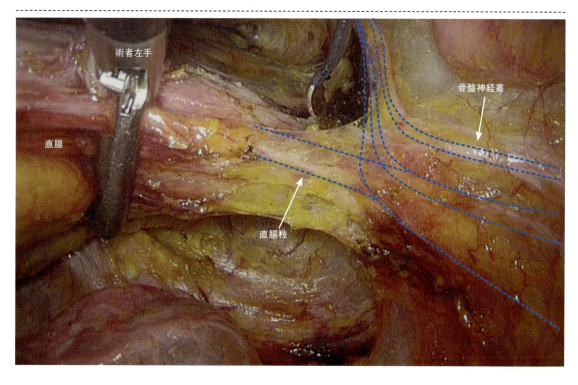

Exposure

01 術者の左手を広げて，直腸を内側頭側に牽引し，骨盤神経叢と直腸固有筋膜の間に十分なトラクションをかける。

02 直腸を内側尾側に押し付けてしまうと剥離ラインがつぶれてしまうので，直腸を押し付けるのではなく，頭側に引き抜くことが重要である。十分なトラクションがここでの正しい剥離層を選択できる助けとなる。

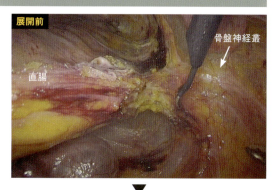

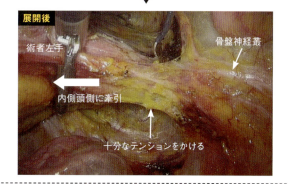

Dissection

03 術者の左手で十分なトラクションをかけると，骨盤神経叢および直腸枝の走行が確認できる。

04 腫瘍の局在や進行度に合わせて，切離ラインを設定する。
①神経温存を強く意識した直腸寄りのライン（腫瘍をすでに越えている場合など）。
②骨盤神経叢を一部合併切除するライン，すなわち自律神経を一部切り込む剥離層となる。

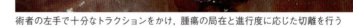

術者の左手で十分なトラクションをかけ，腫瘍の局在と進行度に応じた切離を行う

05 前壁と後壁から剥離した部分を切離ラインの目安とする。

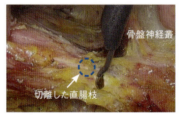 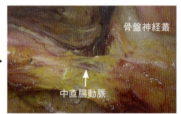

直腸枝を切離すると，疎な剥離層が見えてくる　　剥離を進めると，中直腸動脈が確認できることがある

06 直腸に流入する中直腸動脈（Note「中直腸動脈の解剖」p.109参照）を切離する。

07 直腸側で処理する場合は，血管径が細いので，電気メスで止血可能なことが多い。しかし，直腸から離れた部位で処理する場合は，血管径が太くなるので，LCSを使用したほうがよい。
出血した際の止血により神経を損傷する可能性に留意すべきである。

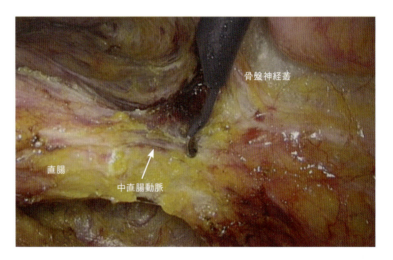

≪ Cut 03

挙筋上腔に入り，endopelvic fasciaを露出する

Dissection

01 　骨盤神経叢直腸枝の切離が終了すると，疎な層が見えてくる。

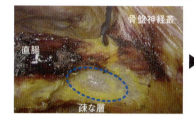 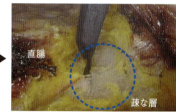

02 　この疎な層で剥離を進め，endopelvic fasciaを広く露出したところで，右側壁の剥離は終了する。

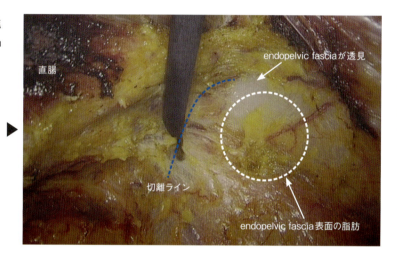

ITO'S EYE　　　　　　　　　　　　　　　　　　　　　　伊藤の目

肛門挙筋付近の剥離層について

肛門挙筋付近の剥離層の深さには3通りあると考えている。
①Endopelvic fascia表面の脂肪（Cut 03写真参照）を残す。
②Endopelvic fascia表面の脂肪を切除し，endopelvic fascia表面を露出する。
③Endopelvic fasciaを切除し肛門挙筋の筋線維を露出する。
直腸固有筋膜に沿った剥離では endopelvic fascia 表面の脂肪は切除されないが，腫瘍の進行度や腫瘍の位置に合わせて，上記①〜③の剥離層を選択することが望ましい。
③の剥離層を選んだ場合，endopelvic fasciaの分だけCRMが余分に切除できることになる。

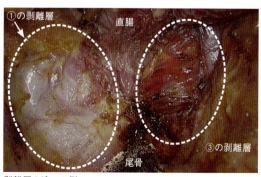

剥離層の違いの例

TME

Sequence 01 — 左側壁

Scene 03

直腸右側壁の剥離が完了したら，左側壁の剥離を行う。右側壁と同様に，前壁および後壁から剥離した部分を目安とし，骨盤神経叢との間を剥離する。

Camera Blocking
- ❶ 左側壁を展開する
- ❷ 骨盤神経叢との間を剥離する
- ❸ 左挙筋上腔に入り，endopelvic fasciaを露出する

◀◀◀ Cut 01

左側壁を展開する

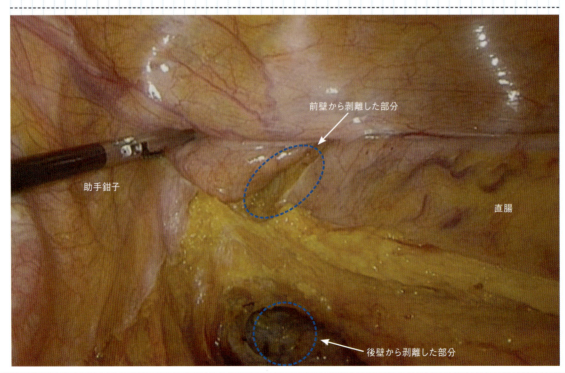

助手鉗子／前壁から剥離した部分／直腸／後壁から剥離した部分

左側壁

Exposure

01 恥骨上ポートから挿入した腸把持鉗子で直腸を頭側右側に牽引する。

02 直腸と骨盤神経叢との間（実線の円内）にテンションがかかっているかを確認するとともに、後壁から剥離した部分を確認する。

03 助手は外側の腹膜を、鉗子を広げて（もしくは把持して），前壁から剥離した部分を同定できるように展開する。また、切離ラインに外側方向のトラクションをかける。

04 女性で卵巣が術野に落ち込む場合は、同じ助手鉗子で卵巣も外側へ排除する。

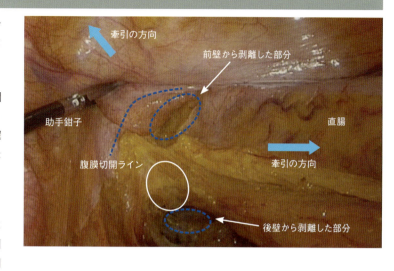

Check Point

● 直腸の頭側牽引は十分か。

➡直腸にテンションがかかっていないと、正しい剥離ラインを同定できない。

6ポートの場合

01 恥骨上ポートから挿入した腸把持鉗子で直腸を頭側右側に牽引する。右側壁から左側壁へ剥離操作が移るときに恥骨上からの鉗子を動かすだけで、迅速、良好に展開される。

02 助手は両手で鉗子を広げて（もしくは把持して），前壁から剥離した部分を同定できるように展開する。また、助手の右手鉗子で切離ラインに外側方向のトラクションをかける。

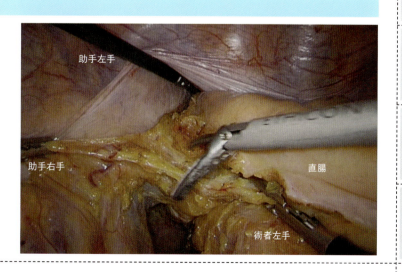

≪≪ Cut 02
骨盤神経叢との間を剥離する

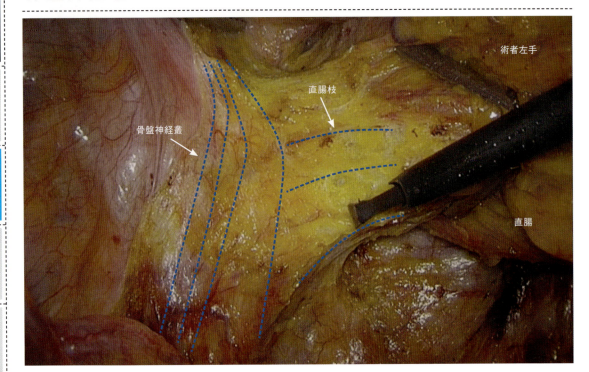

Exposure

01 術者の左手を広げて，直腸を牽引し，十分なトラクションをかける。

牽引の方法は右側壁と同様に行う。

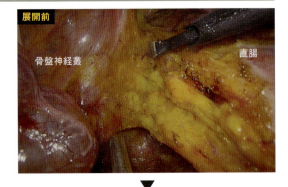

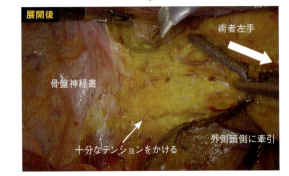

左側壁

Dissection

02 術者の左手で十分なトラクションをかけると，骨盤神経叢の走行が確認できる。

03 右側壁と同様に腫瘍の進行度と局在に応じて切離ラインを設定する。前壁と後壁から剥離した部分を切離ラインの目安とする。

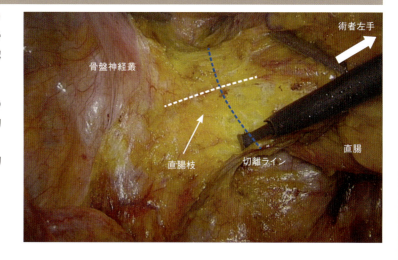

 ITO'S EYE 　伊藤の目

術者左手による牽引方向の工夫

左側壁の後壁寄りを展開したいときは，直腸を1〜2時方向に牽引する。鉗子を反時計回りに回転させると，後壁寄りの組織によりテンションがかかる。

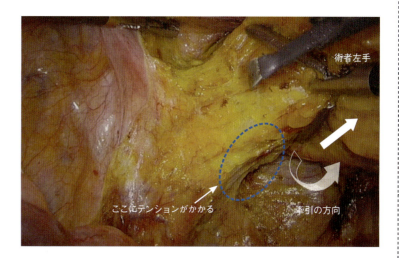

真左側壁にテンションをかけたいときは，直腸を3〜4時方向に牽引する。
このような術者左手鉗子の牽引方向の変化により，助手鉗子の展開を変えずともTMEが進行する。

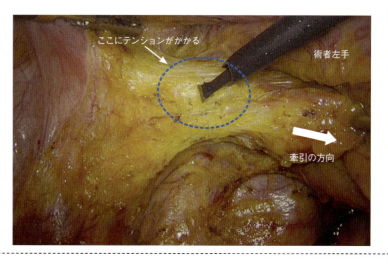

≪≪ Cut 03
左挙筋上腔に入り，endopelvic fasciaを露出する

Dissection

01 骨盤神経叢の直腸枝の切離が終了すると，疎な層が見えてくる。

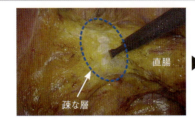 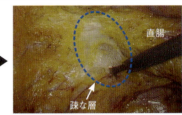

02 この疎な層で剥離を進め，endopelvic fasciaを広く露出したところで，左側壁の剥離は終了する。

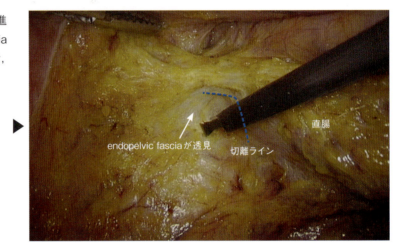

03 両側壁，特に左側壁において，男性・肥満・狭骨盤・巨大腫瘍の症例で電気メスでの切離が難しい症例がある。
そのような症例ではLCSを使用することが多い。

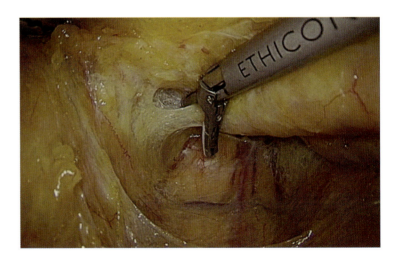

右下ポート配置

当科では，右下ポートを上前腸骨棘レベルで，下腹壁動静脈の外側に挿入している。下腹壁動静脈の内側に挿入する施設もあるが，両者の相違を検討した。

直腸右側壁の剥離

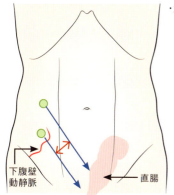

右下ポート：外側

・角度が合いやすく，剥離を行いやすい。

・鉗子間距離が短く，操作性が悪い。
・術者の手首への負担が大きい。

右下ポート：内側

直腸左側壁の剥離

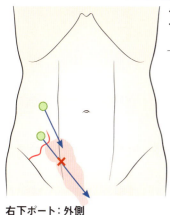

右下ポート：外側

・右手鉗子と直腸壁が✕で干渉する。
・デバイスの先端が外側を向いてしまうため，角度が合いにくい。
→電気メスでのポイントダイセクションが難しくなるため，LCSによるリニアダイセクションを行うことが多い。

・角度が合いやすく，剥離を行いやすい。

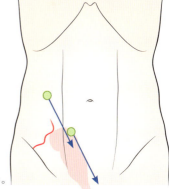

右下ポート：内側

右下ポートの位置は，術野の好みや各施設の方針により異なるが，以下の利点・欠点をよく理解すべきである。

右下ポートを下腹壁動静脈の外側に挿入する場合
利点：直腸右側壁の剥離がしやすい。
欠点：直腸左側壁の剥離はしにくい。直腸右側壁の剥離の際も，狭骨盤の場合はポート位置を右外側にしすぎると鉗子の柄の部分が右骨盤壁に当たって操作性が悪くなることがある。

右下ポートを下腹壁動静脈の内側に挿入する場合
利点：直腸左側壁の剥離がしやすい。低位の直腸切離でも右下ポートから切離することができる。
欠点：直腸右側壁の剥離はしにくい。

Sequence 01 前側壁（NVB近傍の剥離）

Scene 04

側壁の剥離が終了したら，前側壁の剥離を行う。右側壁の次に右前側壁，左側壁の次に左前側壁と，左右の視野を変えずにそのまま側壁から前側壁に移ることも多い。前側壁はNVB（neurovascular bundle）を形成する神経・血管が豊富に存在し，出血の制御と神経温存の2点において非常に重要な局面である。

Camera Blocking
❶ 右前側壁（女性）
❷ 左前側壁（女性）
❸ 右前側壁（男性）
❹ 左前側壁（男性）

⋘ Cut 01

右前側壁（女性）

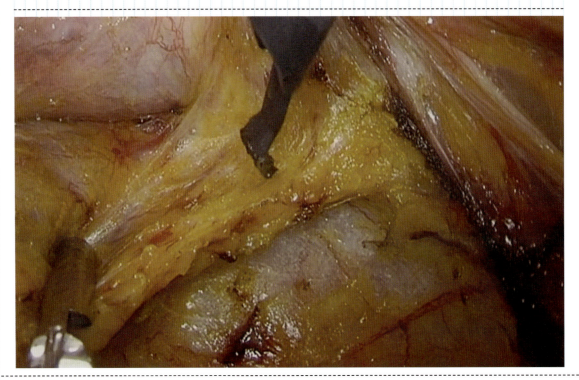

Exposure

01 左腹部から挿入した助手鉗子で腟後壁を明らかにしつつ，左外側へテンションをかける。

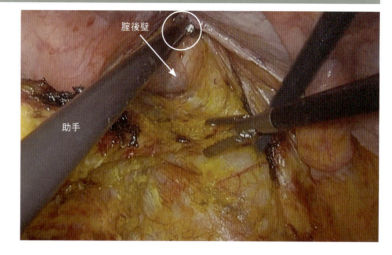

02 助手鉗子が2本あるときは，右手鉗子で腟後面を，左手鉗子で外側の腹膜を展開する（クロス展開）。外側を展開する鉗子が切離部位に近すぎると，術者の邪魔になったり卵巣・卵管の落ち込みを防げなかったりするので，外側を展開する助手左手鉗子はやや離れたところを展開するのがポイントである。

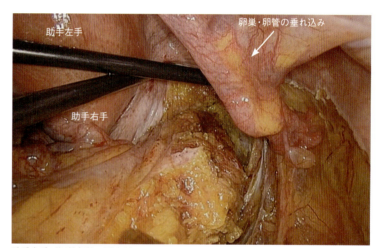

助手左手が切離部位に近すぎる

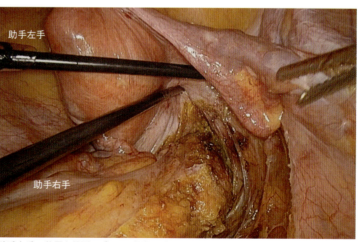

助手左手の位置を外側にずらし，卵巣の垂れ込みを防ぐ

Dissection

03 術者左手で腸管側を内側背側に牽引し、神経・血管を含む組織いわゆるNVBの末梢側を切離する。

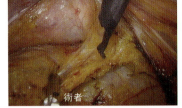
術者左手で十分なトラクションをかける

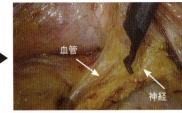
神経や血管を視認

04 切離する部位が直腸に近い場合は電気メスで止血可能なことが多いが、外側で切離する場合はLCSで出血を制御する。

05 Endopelvic fasciaを広く露出するように剥離し、肛門管上縁に至る。

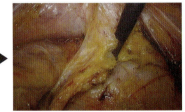
Endopelvic fasciaを広く露出していく

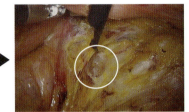
肛門管上縁に到達

06 腟壁の外縁が思ったよりも外側であることが多く、十分確認せずに切離すると、腟壁を損傷してしまうので注意（特にLCSでの切離時）。

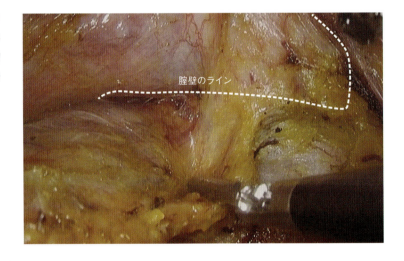

前側壁

Check Point

● 助手の鉗子が剥離部位に近すぎないか。

➡右前側方の剥離時，助手の鉗子が剥離部位に近すぎると，術者の右手デバイスと干渉してしまうので，助手はやや離れた部位を展開するように心がける。

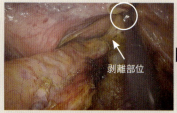

助手鉗子が剥離部位に近すぎる

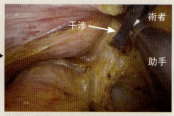

術者の右手と干渉する

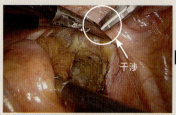

助手鉗子が剥離部位に近すぎて術者の右手と干渉する

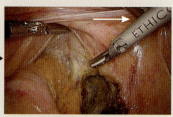

少し離れた部位を展開すると，干渉しない

各論 Detail

TME

«« Cut 02

左前側壁（女性）

Exposure

01 直腸を大きく右側に展開。助手鉗子で剥離部の左腹側への牽引を担う。垂れ下がった腟壁は，術者右手鉗子の柄で排除可能である（実線の円内）。
助手鉗子が2本の場合には，助手左手鉗子を直腸前壁の展開に，助手右手鉗子を左外側の展開に用いるとより視野はよい。

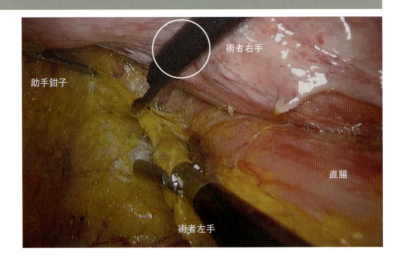

Dissection

02 術者左手で腸管側を内側背側に牽引し，ヘラメスもしくはLCSで神経・血管を含む組織を切離する。
左側はヘラメスの角度が合わなかったり，助手のカウンタートラクションが不十分であったりすると，ヘラメスでの切開がしづらい場合があるため，LCSを使うことも多い。
LCSを使用する際は，せり出した腟壁を損傷しないように特に注意する。

03 Endopelvic fasciaを広く露出するように剥離し肛門管上縁に至る。

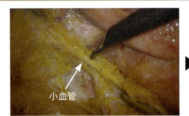

小血管を認識しながら切離

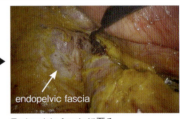

Endopelvic fasciaに至る

LCSを使用する場合

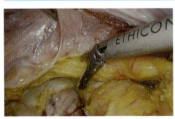

LCSによる切離もよく行う

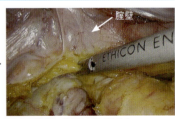

腟壁の損傷に注意して切離する

◀◀◀ Cut 03

右前側壁（男性）

Exposure

01 直腸を左側に牽引。助手は外側の腹膜を右腹側に牽引し、右上のテンションを担うとともに、前壁の直腸-精嚢間を展開する。

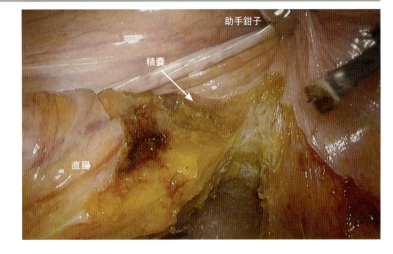

02 助手鉗子が2本使えるときは、助手左手で外側の腹膜を外側に展開、助手右手で精嚢背面を露出させる。この助手鉗子の左右が逆だと、視野の妨げになるとともに、術者鉗子と干渉してしまうためよくない。

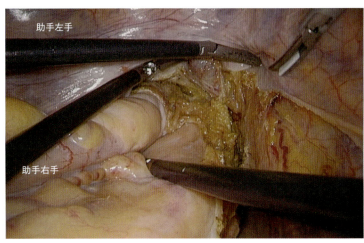

Dissection

03 術者左手で腸管側を内側背側に牽引し、ヘラメスもしくはLCSで神経・血管を含む組織を切離する。

04 Endopelvic fasciaを広く露出するように剥離し肛門管上縁に至る。男性では特に、NVBの温存に細心の注意を払う。

05 奥へと徐々に剥離を進め、側壁・前壁の剥離部位に連続させる。

06 NVBの処理が終わると、その直下で肛門管上縁に到達する。

この部分が、intersphincteric dissectionを行う上で再現性のあるよい剥離層に入りやすい。

NVBの剥離すべき部位は腫瘍のTステージにも配慮する必要がある。すなわちT3病変では十分なCRMを確保するためにNVBにやや切り込む層に行かざるを得ないこともある。

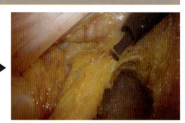
術者左手で直腸を牽引

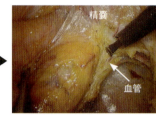
電気メスもしくはLCSで切離

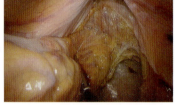
さらに奥にテンションをかける

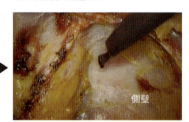
血管や神経（NVB直腸枝）を認識しながらその末梢側で切離する

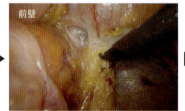
前壁・側壁の剥離部位につなげる

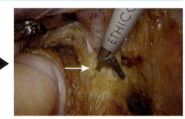
肛門管上縁に到達する

LCSで切離する場合

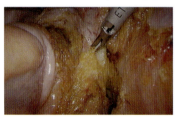
LCSで切離する場合

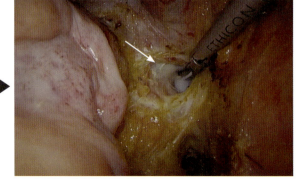
NVBの直腸枝を切離

NVBの直下で肛門管上縁に至る

Cut 04

左前側壁（男性）

Exposure

01 直腸を右頭側に牽引。助手は外側腹膜を左外側に牽引し，剥離部位にテンションをかけるとともに，前壁の直腸-精嚢間を展開する。

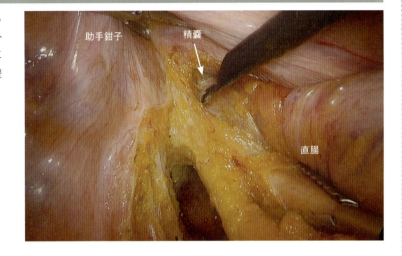

02 助手鉗子が2本使えるときは，助手左手で前壁の剥離した部分を展開し，右手で外側へのカウンタートラクションをかける（前述と同様の助手のクロス展開）。

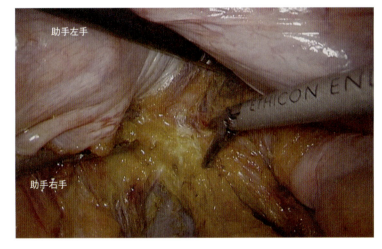

TME

Dissection

03 術者左手で腸管側を内側背側に牽引し、ヘラメスもしくはLCSで神経・血管を含む組織を切離する。
切離の仕方は右前壁と同様だが、左側はヘラメスでは角度が合わずに切離しづらいことも多く、LCSを使うことが比較的多い。

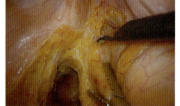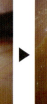

術者左手で直腸を牽引　　　　　　　　神経・血管を認識しながら切離

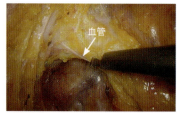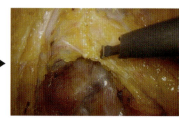

血管の太さによってデバイスを選択　　細い血管を末梢側で処理する場合は電気メスで出血させずに切離が可能

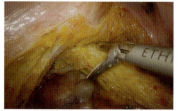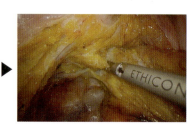

太い血管や神経の束はLCSで切離

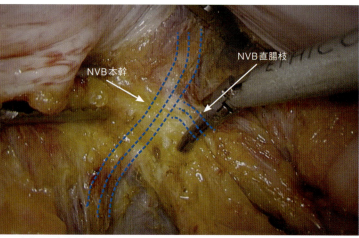

LCSを使用し出血を制御する

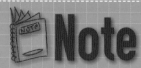

中直腸動脈の解剖

直腸は上直腸動脈（superior rectal artery：SRA）・中直腸動脈（middle rectal artery：MRA）・下直腸動脈（inferior rectal artery：IRA）の3本の動脈により栄養される。SRAは下腸間膜動脈からの終末枝であり，右枝・左枝に分岐し，上部直腸へ分布する。IRAは内陰部動脈から分岐し，下部直腸・肛門管・肛門に分布する。両者はほぼ全例で見られる。一方，MRAは定義があいまいでvariationも極めて多い。

MRAの定義とvariation

中直腸動脈は，骨盤内で直腸固有筋膜を貫通し，間膜内に流入する唯一の血管である。側方へのリンパ流に関して，中心的な役割を担っている。そのため，直腸癌手術において，リンパ節郭清と神経温存の観点から，重要な解剖学的構造であると考えられる。しかし，MRAの定義はあいまいであり，その頻度や分岐形態は文献により報告が異なる。
広義の定義では，腹膜翻転部以下の小骨盤腔において，直腸固有筋膜に流入する動脈とされている。

①内腸骨動脈から直接分岐する場合
②膀胱動脈から分岐する場合
③内陰部動脈から分岐する場合
④下殿動脈から分岐する場合

がある。Bilhimら[3]は，CT angiographyとdigital subtraction angiographyを基にMRAの頻度を報告しているが，MRAを全症例中36％に認め，そのうちの3分の1（33％）が両側性に認めた。また，MRAを認めた症例の60％が内陰部動脈からの分岐であったと報告している。
MRAは直腸癌手術において重要な血管であるが，極めてvariationが多いことに留意する必要がある。

参考文献

1) 清松知充，渡邉聡明．中直腸動脈の解剖（特集 泌尿器科・婦人科・整形外科・大腸外科からみた直腸癌手術に必要な究極の骨盤解剖学）．手術．2015; 69（8）：1203-1209．
2) 平松京一 編．腹部血管のX線解剖図譜．p25，211，255，医学書院，1982．
3) Bilhim T, Pereira JA, Tinto HR, et al. Middle rectal artery: myth or reality? Retrospective study with CT angiography and digital subtraction angiography. Surg Radiol Anat. 2013; 35(6):517-522.

TME

Sequence 01　後壁

Scene 05

前側壁でNVBとの間の剥離が終了したら，後壁の剥離を行う。hiatal ligamentを切離し，肛門管上縁に至る。

Camera Blocking
- ❶ 後壁を展開する
- ❷ 後壁の剥離（hiatal ligamentの切離）

≪ Cut 01

後壁を展開する

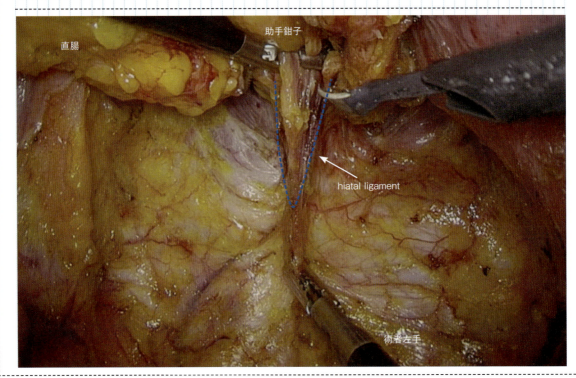

後壁

Exposure

01 恥骨上ポートから挿入した腸把持鉗子で直腸を腹側やや左側に牽引するhiatal ligamentは白色調の線維であり，ヘラメスで切離すると平滑筋特有の茶色っぽい焼け跡が残る。

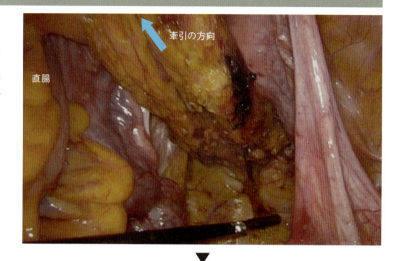

02 助手鉗子を広げて，直腸後壁を腹側やや頭側に牽引する。

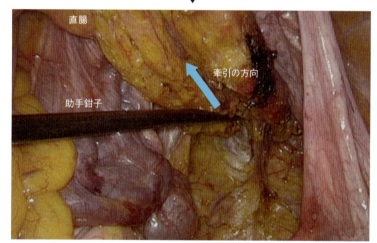

Check Point

- 直腸がたるんでいないか。

➡ Scene 01〜04では直腸を把持する部位は基本的には変更しないが，後壁の展開で直腸がたるんでしまうときには，直腸を把持する部位をさらに肛門側に変更すると直腸が立つようになり，後壁側に良好な術野が得られる。

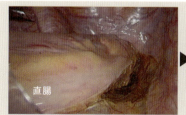 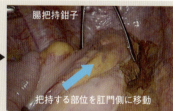

03 右側壁および左側壁の剥離が十分であれば，V字型の索状物が残る。術者の左手鉗子で索状物を把持し，6時方向に牽引する。
術者と助手で十分なトラクション・カウンタートラクションをかける。
術者の左手鉗子が岬角にあたる場合は，術者も腹側に直腸を牽引する。

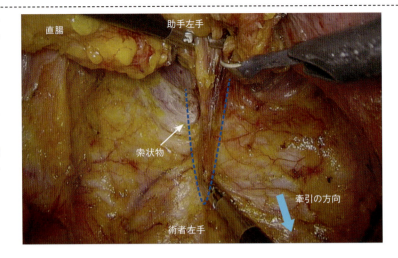

⋘ Cut 02

後壁の剥離（hiatal ligamentの切離）

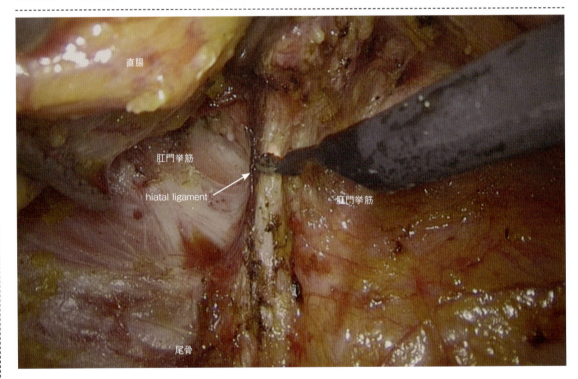

Dissection

04 後壁に残っている索状物を切離していくと，尾骨と直腸壁を結ぶ平滑筋線維（hiatal ligament）が現れてくる。hiatal ligamentは白色調の線維であり，ヘラメスで切離すると平滑筋特有の茶色っぽい焼け跡が残る。

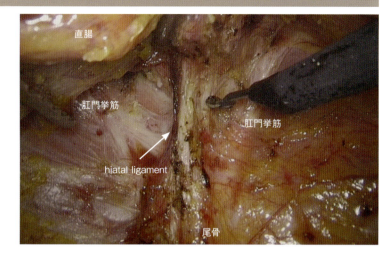

05 左右の剥離面を連続させるように，腫瘍の進行度に合わせてhiatal ligamentを切離するラインを決定する。
Hiatal ligament内には血管が走行していることが多く，出血を制御しながら切離する。

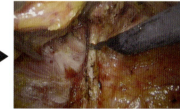

Hiatal ligamentの切離

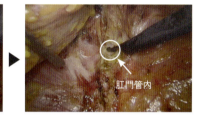

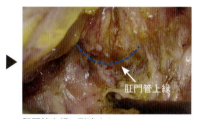

肛門管上縁に到達する

Check Point

● 左右から十分剥離されているか。

➡ 後壁の切離ラインを誤ると直腸壁を損傷することがある。両側で肛門挙筋をしっかり露出しておき，それを目安に後壁の切離ラインを決定する。

TME

Sequence 01

前壁②

Scene 06

TMEの仕上げとして，前壁の剝離を再度行う。腟・前立腺と直腸との間隙が小さいため，繊細な操作が必要となるが，特に男性の場合は術者右手鉗子が恥骨による可動域制限を受けやすい場面でもある。前壁主座の進行癌の手術では，腫瘍のsurgical margin確保において非常に重要な局面となる。

Camera Blocking
❶ 直腸-腟間の剝離（女性）
❷ 直腸-精囊・前立腺間の剝離（男性）

⋘ Cut 01

直腸-腟間の剝離（女性）

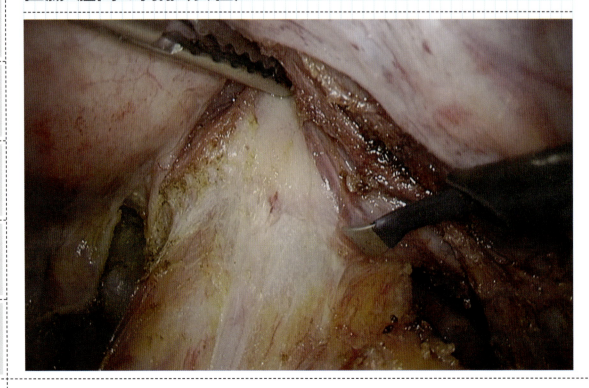

前壁②

Exposure

01 直腸を正中頭側に牽引。助手鉗子で腟後壁を腹側に挙上。腟壁の血管が太くなってくるので，出血させないよう丁寧に挙上する。
尾側へ剝離が進み，腟を腹側に挙上しにくくなってきた場合には，少し頭側へ引き抜くようにすると視野が出せることがある。

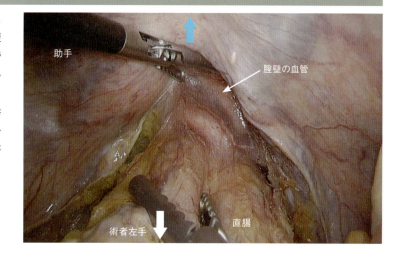

Dissection

02 術者左手で直腸を背側に圧排し，直腸-腟間にテンションをかける。比較的強く直腸を背側に圧排すると，良好なテンションがかけられる。

03 尾側になるにしたがって，直腸-腟間の結合が強くなってくるため，テンションを十分にかけ，ヘラメスもしくはLCSで繊細に直腸と腟の間の結合織を切離する。

04 LCSの先端での直腸や腟の熱損傷に十分注意する。

05 テンションが不足してきたら，助手にさらに奥を挙上させる（腟壁の血管に注意！）。
この局面では，ヘラメスの先端で剝離層を探りながら進めることもある。

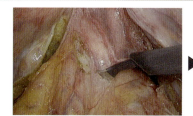
直腸-腟間の結合織を切離

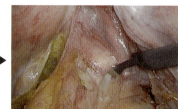
鈍的剝離の際はヘラの向きは腹側

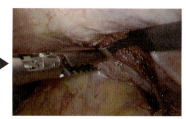
助手にさらに奥を挙上させる

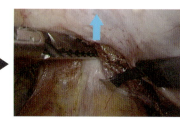
テンションのかかったところを切離する

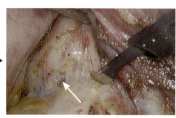
直腸と腟との結合が徐々に強くなってくる

TME

⋘ Cut 02

直腸-精嚢・前立腺間の剥離（男性）

Exposure

01 恥骨上の鉗子で直腸を頭側に牽引する。助手は鉗子を横に広げて精嚢を腹側に挙上する。
助手による展開が不十分なときは精嚢を直針で腹壁に吊り上げて前壁を展開することもある。
狭骨盤の男性や大きな腫瘍で前壁のスペースが非常に小さい場合は，助手鉗子が2本ある場合でも精嚢の吊り上げを加えないと視野が出せないことが多い。

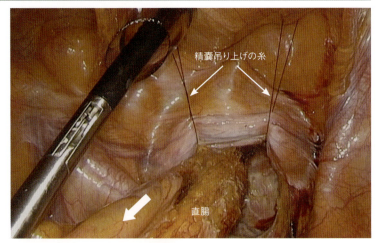

Dissection

02 術者左手で直腸を背側に圧排し，直腸-精嚢・前立腺間に十分なトラクションを効かせる。

03 ヘラメスで線維・膜を丁寧に切離する。

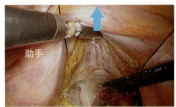
左手で直腸を背側に圧排

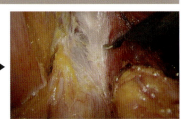
十分にテンションのかかった組織を切離

04 デノビエ筋膜は腫瘍の進行度に合わせて直腸側もしくは精嚢側につけるが，前立腺の頭側1/3のあたりで前立腺に付着し消失する。

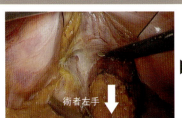

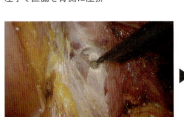
前立腺中程からは鉗子が操作制限を受け始める

05 前立腺の尾側の剥離の際は，右手鉗子が恥骨に当たり，腹側へ行かなくなることもある。

前壁②

06 デノビエ筋膜は，前立腺中程で前立腺背面に付着し終了する（矢印）。
デノビエ筋膜が何枚あるかは議論となるところである。
その膜の厚さには個人差があり，デノビエ筋膜の認識のされ方も異なる。

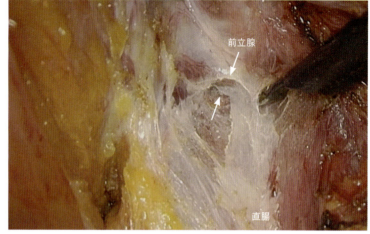
前立腺
直腸

Check Point

- 前立腺に切り込んでいないか。

➡ 切るたびに出血する場合は前立腺に切り込んでいる可能性があり，もう一度剥離層を見極める必要がある。

ITO'S EYE　　伊藤の目

止血のための有用なデバイス：止血用吸引管

直腸の手術は一般的には出血を来しやすい手術である。
腹腔鏡下手術によって，出血量が減少してきているが，時として剥離面からのoozingや前立腺・腟といった臓器からの出血の止血に難渋することがある。
腹腔鏡下手術では使える鉗子の数が決まっているため，1本のデバイスで吸引と止血を同時にしなければならないことがある。そのような場合に有用なのが止血用吸引管（オリンパス：HiQ＋送水・吸引システム）である。

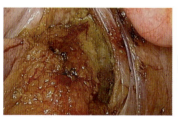
Oozingに対し

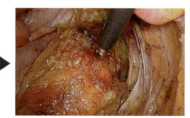
吸引しながら

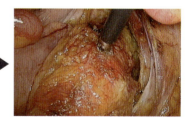
通電し止血する

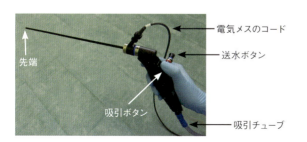
先端　電気メスのコード　送水ボタン　吸引ボタン　吸引チューブ

Sequence 01 — 直腸間膜処理

Scene 07

腹膜翻転部より肛門側での直腸間膜処理について解説する。低位での間膜処理は手技として難しく，一定の習熟を要する。特に切離ラインが斜め（左側にいくほど肛門側になりやすい）にならないよう細心の注意を払わなければならない。肛門管上縁に近い部位では間膜は薄くなるため間膜処理が不要であることが多い。直腸を寝かせた状態で直腸間膜処理を右壁，左壁の順に処理し，最後に助手の右手鉗子で直腸を背側から挙上し，直腸を立たせた状態で後壁を処理することが多い。ここでは5ポートで行った場合について概説する。

Camera Blocking

❶ 直腸の牽引（直線化）と前壁の視野展開
❷ 右壁処理（寝かせて右）
❸ 左壁処理（寝かせて左）
❹ 後壁処理（立たせて後ろ）

⋘ Cut 01

直腸の牽引（直線化）と前壁の視野展開

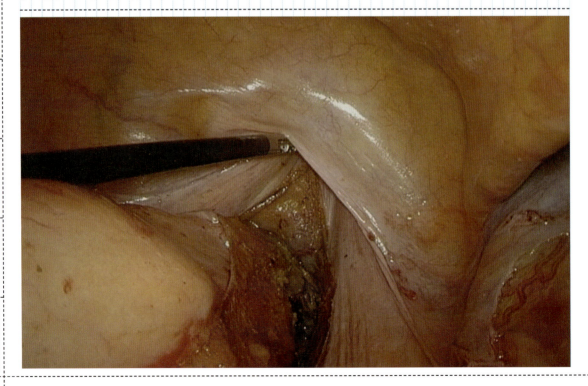

直腸間膜処理

Exposure

01 恥骨上ポートから挿入した腸鉗子で岬角付近の直腸を把持する。助手はこの鉗子を左手で把持し，直腸を頭側方向へ牽引する。

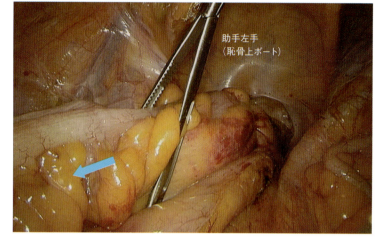

02 助手の右手鉗子で精嚢や子宮・腟を腹側に挙上し，直腸前壁の視野を展開する。ジョーを開いた状態で挙上し，剥離範囲の最奥が見えるようにする。このとき助手の2本の鉗子はクロスすることになる。

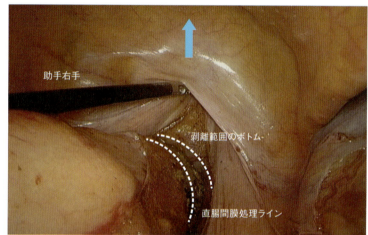

鉗子のジョーを開いて挙上する

Check Point

- 恥骨上ポートの腸鉗子は，直腸を頭側方向に牽引する(直線化する)機能を担う。腸管は愛護的に奥までしっかり把持する。
- 直腸の牽引にはロックアームが有用である（Note「直腸牽引方法の工夫」p.086参照）。
- 助手左手の代わりにロックアームを用いることで助手の負担を軽減し，かつ直腸を確実に把持してぶれが生ずることなく牽引できる。

TME Cut 02

右壁処理（寝かせて右）

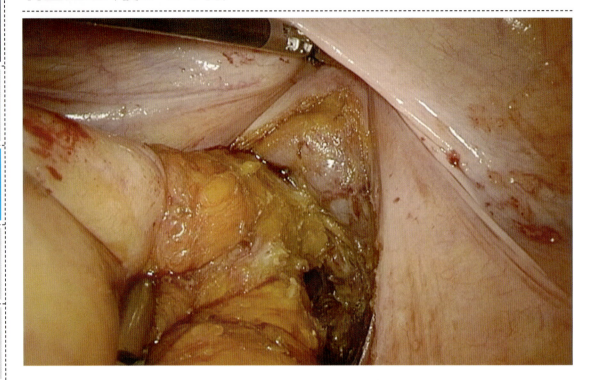

Exposure

01　助手の展開はCut 01と同様。

02　術者左手は切離ラインより口側の直腸間膜を手前に引き，間膜脂肪が直腸前壁に付着する部位を面で展開して，間膜脂肪と腸管壁の境界を出す。ここから間膜処理を開始する。

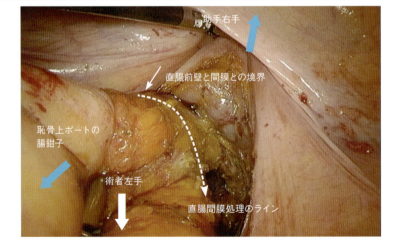

直腸間膜処理

Dissection

03 まず右前壁の腸管壁近くの間膜脂肪を切離し，腸管壁を露出する直腸壁が露出されたら，腸管と間膜脂肪との間にLCSのティッシューパッドを挿入し，間膜の脂肪を切離していく。その際には腸管の熱損傷に注意を要する。間膜脂肪を術者左手で把持しtwo-handで切離するのが理想だが，特に低位での間膜処理の場合など，術者の左手鉗子が直腸右側の面展開に用いられる場合は右手1本のone-handの操作となることが多い。

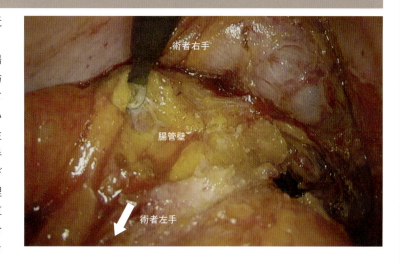

術者右手
腸管壁
術者左手

04 直腸右前方で，境界が見えやすい間膜付着部ぎりぎりを目がけて電気メスで間膜を切開し，LCSで広げて腸管壁を露出する。

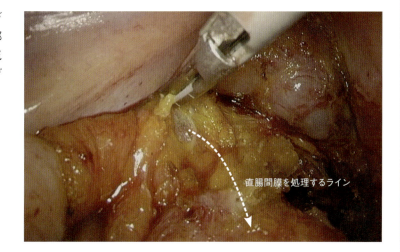

直腸間膜を処理するライン

05 これをきっかけにLCSあるいは剥離鉗子で腸管壁と直腸間膜との間を剥離する。次にLCSのティッシューパッドを滑り込ませ，シーリングしながら切離する。剥離，切離，剥離，切離とリズミカルな連続操作で間膜処理を進めていく。術者左手で引く方向を適宜変えながら，切離する面を維持する。

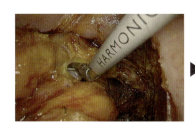 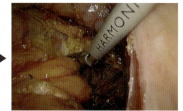

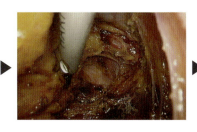 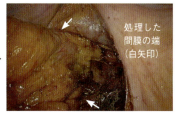

処理した間膜の端（白矢印）

後壁にさしかかる部分まで切離が終わったら，次の左壁処理に移る

06 前壁に脂肪が残っている場合は，左壁に移る前に処理をしておく。同様の手技で腸管壁を露出し，LCSを用いて腸管壁沿いに剥離と切離を繰り返し，左前方に向かっていく。

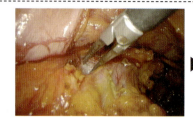 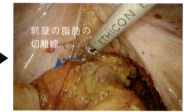

前壁の脂肪の切離線

間膜処理のスピードアップテクニック

ある程度手技が上達したら，LCSで噛み付くようにして間膜を処理していくことも多い。LCSで間膜を挟むと腸管壁が逃げるので，間膜のみを切離していく。テクニックを要するが，間膜処理のスピードが上がる。腸管壁を挟んで損傷しないよう，間膜との厚みや硬さの違いを感じることが重要である。

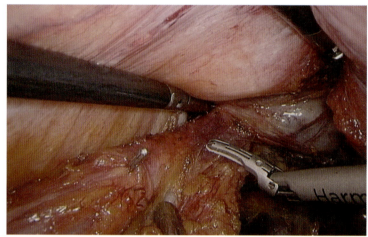

間膜のみを挟んで

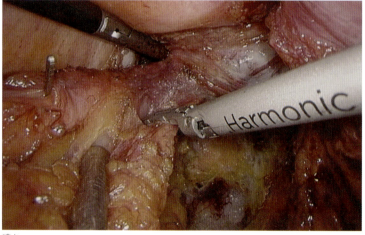

噛む

Check Point

直腸右側の間膜処理に必要な視野展開は以下の3つである。
①直腸の頭側への牽引（直線化）
②直腸前壁の展開（精嚢や子宮・腟の腹側への挙上）
③直腸右壁を面状に展開

①は恥骨上から挿入した腸把持鉗子で担うことがほとんどである。
②を助手の片手で行ったり両手で行ったりすることがある。
③は術者左手で行うことが多いが，助手の鉗子が空いている場合（②が不要な場合や，6ポートで助手の片手が空いている場合）は助手に③の展開を行ってもらうことで，術者の2本の手が自由になり，two-handでの剥離が可能となる。

例1：助手が2本の鉗子で直腸前壁の視野展開をする場合（one-hand method）

- 恥骨上ポートの鉗子で直腸を頭側方向に牽引する。
- 助手は2本の鉗子で直腸前壁側を広く挙上する。このとき，助手は左右の鉗子をクロスさせ，右手鉗子で左側を，左手鉗子で右側を挙上する。
- 術者左手で直腸間膜を手前に引く。
- 術者左手が直腸を面として展開するのに用いられるため，5ポートで行う場合と同様，間膜処理はone-handの操作となる。

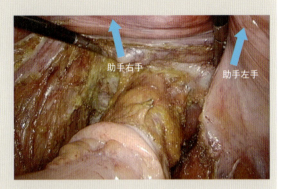

例2：助手の右手で直腸右壁を面状に展開できる場合（two-hand method）

- 恥骨上ポートの鉗子で直腸を頭側方向に牽引する。
- 助手の右手は直腸間膜が面になるように左側に圧排する。
- 助手の左手は直腸前壁右側を挙上する。
- 術者左手はフリーとなるため，two-handで直腸壁と間膜脂肪との間を剥離できる。

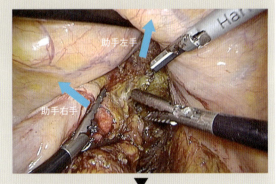

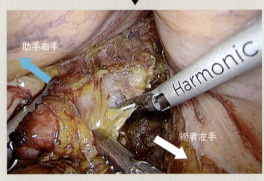

TME

⋘ Cut 03

左壁処理(寝かせて左)

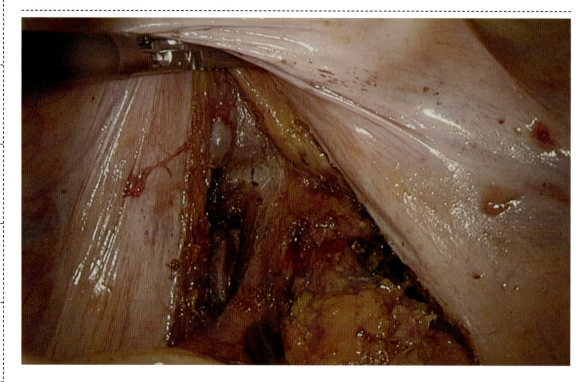

Exposure

01 次に直腸を寝かせた状態で左壁の間膜を処理していく。
助手は恥骨上ポートからの鉗子で前壁〜左側壁〜後壁にかけてのラインが見えるように直腸を牽引し直す。助手の右手鉗子は前壁の視野を展開する。

02 術者左手は左側の直腸間膜の脂肪を把持し、手前に引いたり腸管を圧排したりする。右側の処理と同じように、直腸前壁の脂肪のない部分と腸間膜の脂肪との境界を面で展開する。

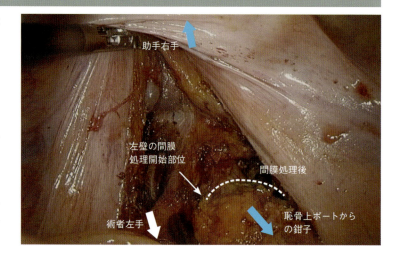

Dissection

03 右壁処理と同様，最初のアプローチはtwo-handで腸管壁と間膜内脂肪との境界に入ることである。直腸壁露出後は，two-handのまま間膜処理を継続するのは難しい場合が多い。一度直腸壁が露出されたら，以降は術者左手鉗子で腸管を圧排し，術者右手でLCSを用いてone-handの剥離を進めていく。肛門側に近いほど左壁処理は困難になる。右側40％，左側10％，後壁50％ぐらいの割合をイメージする。

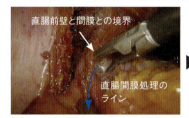

右側からの切離ラインと連続するようにして，左前方の直腸間膜付着部ぎりぎりで間膜を切開し，腸管壁を露出する

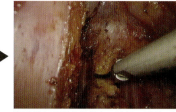

腸管壁と間膜内脂肪との境界で剥離，切離を繰り返す

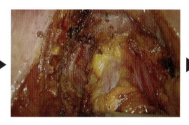

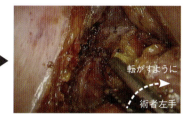

術者左手はカウンタートラクションをかけることが困難なため，腸管を右側に圧排する。間膜との境界を認識しながらone-handによる剥離を進めていく。直腸間膜を手前に引き寄せ，時計回りに転がすようにすると処理しやすい

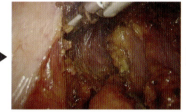

腸管壁と間膜内脂肪との境界で剥離，切離を繰り返す

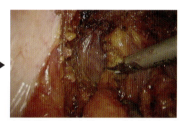

直腸間膜の最も左端では，「奥襟を取る」イメージで直腸間膜処理をする

04 直腸左側は右下ポートから右手で処理を行うと角度を合わせるのが難しく，肛門側に向かいがちである。助手の右手と術者の左手で面が展開できる場合は，恥骨上ポートからLCSを挿入すると角度が合いやすく，間膜処理が楽になる。

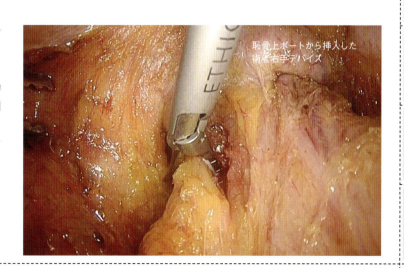

TME

◀◀◀ Cut 04

後壁処理（立たせて後ろ）

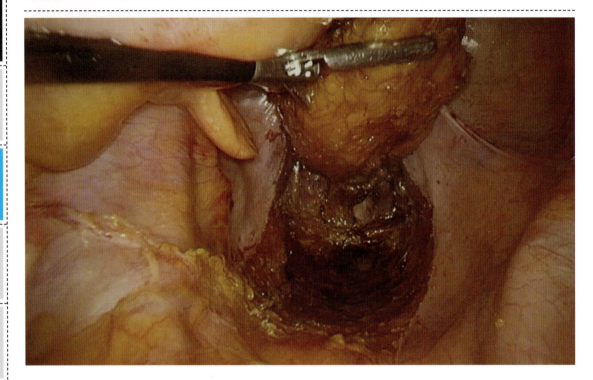

Exposure

01 最後に直腸を立たせて後壁を処理する。
恥骨上ポートの腸鉗子で直腸を大きく立たせ，助手の右手でさらにテンションをかける展開を行う。

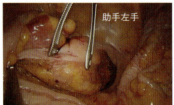

恥骨上ポートの腸鉗子をいったん外す ▶ 肛門側で直腸を把持し直し，直腸を立てる展開をする

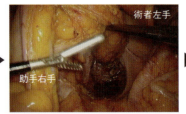

▶ 術者左手鉗子で直腸後壁を挙上し，助手の展開を補助する ▶ 助手の右手鉗子を開いた状態で直腸の背側に入れ，後壁を腹側に挙上すると，後壁が広く展開できる

Dissection

02 術者の左手鉗子は切除側の間膜を把持し，one-handで後壁処理を進めていく。特に脂肪が厚い場合は垂れ込みにより視野の妨げとなるため，術者左手で後壁を持ち上げないと面が展開できない。その中でも，間膜脂肪を遠くで把持し，LCSが入っていく角度が最も合うように左手で左右上下に振りながらコントロールし，two-hand風に処理していくことが多い。

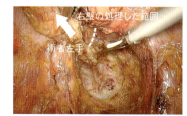

術者左手で切除側の間膜を把持する

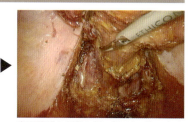

直腸間膜を頭側に引っ張りながら，左右の切離線をつなげるようにLCSで直腸間膜を処理する

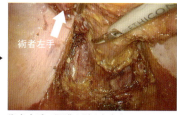

術者左手で間膜を引く方向をコントロールする

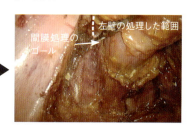

左側の処理した部位まで進めると間膜処理は終了となる

Check Point

- 腸管壁の熱損傷を防ぐため，腸管壁側にLCSのアクティブブレードを当てないようにする。
- 左側では処理するラインが肛門側に向かいやすく，斜めになってしまうことがある。左側の処理をやりすぎず，10%程度にとどめておき，後壁処理で左右をつなげるときれいに間膜処理ができる。
- 直腸間膜が分厚い場合は，無理に腸管壁を露出せず，2層に分けて処理しながら直腸壁に近づいていく。特に後壁側では1層目を処理することで直腸がさらに頭側に牽引されるので，より低位で切離する場合に間膜処理しやすくなる。

Sequence 01 切離・吻合

Scene 08

直腸切除術において，直腸の切離吻合は術後の縫合不全に直結するため非常に重要な手技であり，かつ狭い骨盤内では難易度の高い手技となる。

Camera Blocking
❶ 肛門側直腸を切離する
❷ 口側腸管を切離する
❸ 吻合

◀◀◀ Cut 01

肛門側直腸を切離する

直腸切離の大まかな手順は，直腸間膜処理→直腸を頭側に牽引し直線化→直腸をクランプ→直腸洗浄→切離となる。直腸クランプは，腫瘍の大きさや高さによって着脱式クランパーとドワイヤン鉗子を使い分けている。

着脱式クランパーの場合（p.129）

メリット
- 臍部に小切開をおくので，恥骨上に傷ができない。
- 臍部創から腸管を挙上できるので，腸管授動が最低限ですむ。

デメリット
- 腸管が太いと，クランプが難しいことがある。
- 低い位置の吻合だと着脱式クランパーが尾側方向に斜めにかかってしまう。

ドワイヤン鉗子でクランプする手袋法の場合（p.135）

メリット
- 太い直腸も確実にクランプできる。
- 恥骨上の小開腹創の大きさの分だけ，頭尾側方向への移動ができるので，低位の腫瘍やbulkyな腫瘍でも垂直にクランプでき，かつクランプした後に少し（1〜1.5cm程度）頭側に牽引することで超低位の切離も垂直に行える。

デメリット
- 恥骨上の創から腸管を挙上するため，腸管の授動を多めに必要とし，かつIMA切離後に口側腸間膜の処理をある程度する必要がある。
- 下行結腸をより多く授動しなければならない。
- 小型腫瘍の場合はクランプ後にずれやすい。

恥骨上からの縦切り（着脱式クランパー）

恥骨上ポートからの直腸切離の位置が合う場合には，このやり方が適用できる。RaやRbの上のほうの病変に行い得る直腸切離方法である。

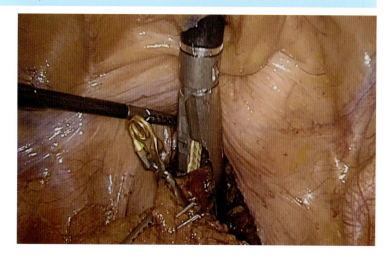

Exposure

鉗子を用いて直腸を牽引する場合

00 恥骨上ポートから挿入し，腸管を把持していた鉗子を外す。

01 術者左手鉗子で直腸を把持する。
助手鉗子は常に直腸前壁の視野を作る。

02 術者左手鉗子で把持した直腸を頭側方向に牽引する。
この鉗子はカメラ助手に保持させることが多い。

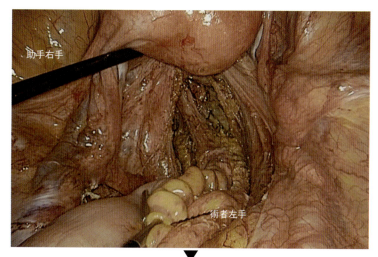

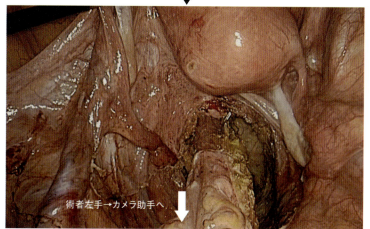

Exposure

ガーゼを用いて直腸を牽引する場合

01 トロックスガーゼで直腸をくるみ，術者左手鉗子で把持する。

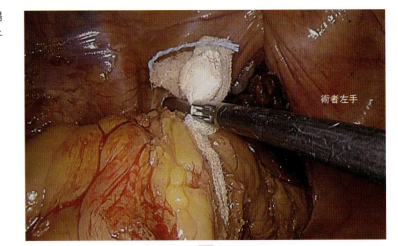
術者左手

02 術者左手鉗子のガーゼを頭側に牽引し，直腸を頭側方向に牽引する。この方法は一般的に行われている直腸牽引方法の一つであるが，ガーゼがずれる，直腸のoozingを招きやすい，術者の視野の妨げとなるなどのデメリットも多い。

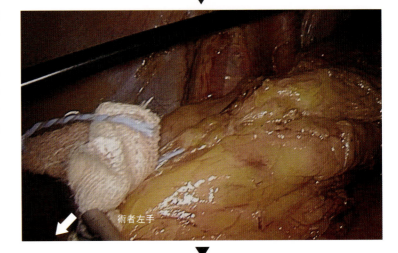
術者左手

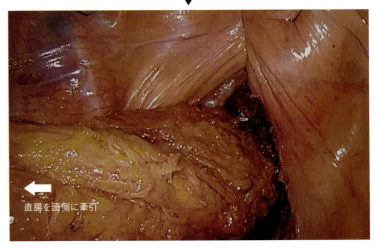
直腸を頭側に牽引

Exposure

助手鉗子で直腸前壁の視野を展開する

03 助手の両手鉗子で直腸前壁の視野を作る。助手右手鉗子で直腸左側腹膜，助手左手鉗子で直腸右側腹膜を腹側方向に展開する。精嚢や子宮を糸で吊り上げて視野を確保する場合もある。

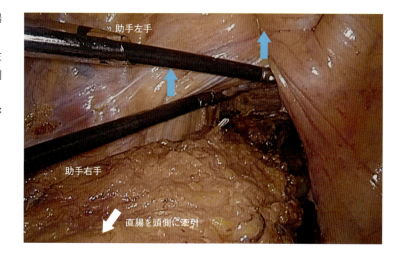

自動縫合器の選択について

当科では以下の2種類の自動縫合器を使用している。

Powered ECHELON FLEX™
（ETHICON ジョンソン・エンド・ジョンソン株式会社）
本体：45または60
カートリッジ：Gold，Blueなど

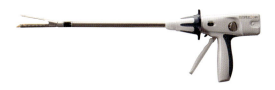

エンドGIA™ トライステープル™
（コヴィディエン ジャパン株式会社）
本体：1種類
カートリッジ：45 purple，60 purpleなど

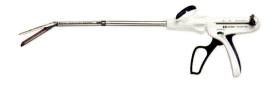

縫合器やカートリッジ選択のポイント

- 45mmか60mmか？→1回で切れそうなら60mmを選択。計画的2回切離の場合は45mmと60mmを適宜使用する。1回目の切離は操作スペースが狭いため，45mmを使用したほうが操作性がよいことが多い。2回目の切離は45mmで切離できそうな長さであっても60mmを使用したほうが，3回切離を回避できる可能性がより高くなる。
- Powered ECHELONかトライステープルか？
  →Powered ECHELONは電動で安定した切離が可能。トライステープルは45mmの後に60mmのカートリッジを使用することが可能。また，柄の部分が短く取り回しがしやすい。

TME

04 クランパー，縫合器が十分広がるように，恥骨上ポートを抜けない程度に浅くする。

術者右手：恥骨上ポートから着脱式クランパーを挿入し，切離予定ラインやや口側をクランプする。クランパーで直腸壁を損傷しないように気を付ける。

術者左手：クランパーが直腸壁に引っかからないように，左手鉗子でアシストする。

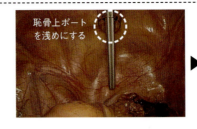
恥骨上ポートを浅めにする

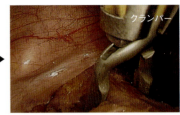
クランパー

▶

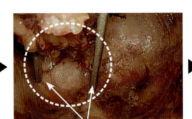
クランパー先端を確認

▶

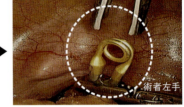
術者左手
クランパーがずれないようにクランパー根本を押さえ，慎重に外す

05 直腸洗浄を行う（イソジン入り生食2L）。

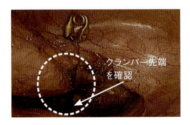
クランパー先端を確認

06 恥骨上ポートから自動縫合器を挿入する。その際に根本まで挿入できるように，恥骨上ポートを抜けない程度に浅くする。腸管に垂直となるように縫合器の角度を調整する。

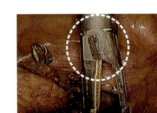
恥骨上ポートから自動縫合器が根本まで挿入されていることを確認。腸管に垂直となるように角度を調節

切離・吻合

07 自動縫合器の色の付いたカートリッジ部分を直腸左側とし、術者左手で腸管をコントロールしながらクランパーに沿わせるように垂直に挿入する。

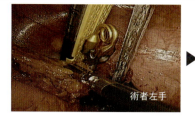
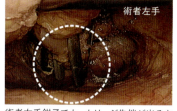

術者左手鉗子でカートリッジ先端が出るようにアシストしながら縫合器をクランプする

08 先端に巻き込みがないことを確認し、クランパーに沿って腸管をクランプし、15秒待つ。

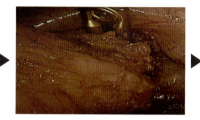
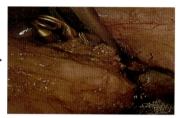

09 肛門側腸管を切離。15秒待ち、自動縫合器をリリースする。

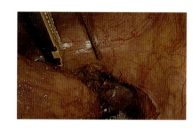

10 切離腸管断端にステープルが確実にかかっていることを確認する。

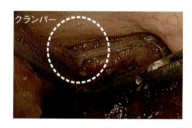

11 1回で切離できない場合は、同様に切離を追加する。縫合線がZ型にならないように気を付ける。

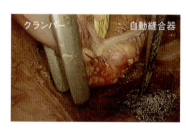

12 肛門側腸管切離完了。

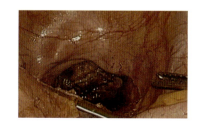

✓ Check Point

- 縦切りでは直腸後壁の組織が残りやすいため，直腸周囲剝離の際に直腸後壁の剝離を十分に行うことが望ましい。
- ポート挿入部を見て，着脱式クランパーや自動縫合器が根本まで完全に開いていることを確認する。
- クランパーや自動縫合器は腸管軸に対してなるべく直角に挿入できているか。クリップアプライヤーを用いれば，クランパーの向きを修正することも可能。

➡ 挿入時に着脱式クランパー先端や自動縫合器のアンビルフォーク側で腸管を損傷しないように注意する。

- 腫瘍が小さいなど，腫瘍の位置を腹腔内から同定できないときは，術中内視鏡を併用する。
- 自動縫合器で腸管がクランプしきれないときはどうするか。

➡ Powered ECHELON FLEX™ を用いる場合は，甘噛みすることで腸管を把持できるので，甘噛み→鉗子を用いて背側より腹側に腸管を挙上→クランプ（本噛み）することでより多くの腸管を切離できる。

- 1回で切離できない場合は，縫合線がZ型にならないように注意する（図）。

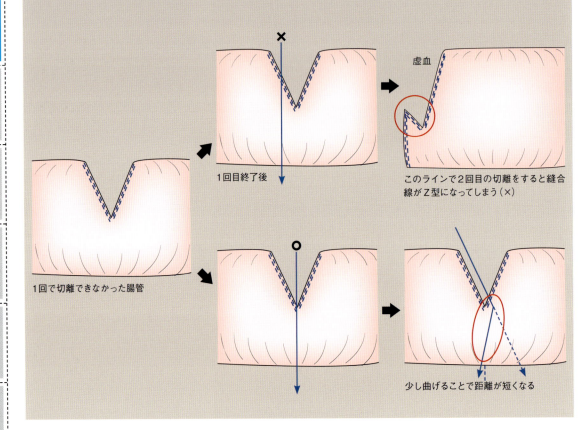

恥骨上からの縦切り（ドワイヤン鉗子を用いた手袋法）

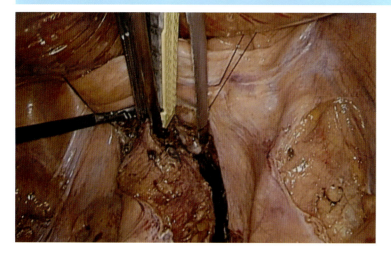

Exposure

01 助手左手で直腸前壁の視野を確保する。精嚢や子宮を糸で吊り上げて視野を確保する場合もある。

02 術者左手で腸管を直線化するように頭側に牽引する。

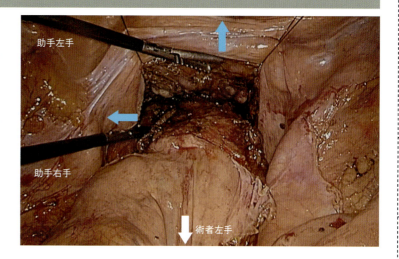

03 恥骨上ポート創部で小開腹。
皮膚を横切開，腹直筋前鞘以深を縦切開する。腹直筋前鞘は恥骨まで切開するが，腹膜は膀胱損傷を防ぐためそれほど尾側まで切開しない（それでも十分創は広がる）。小開腹創にwound retractor装着。

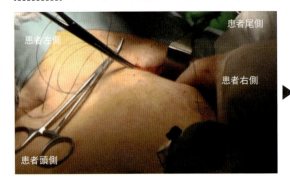
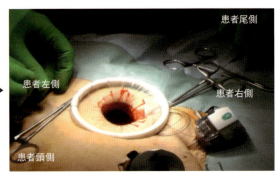

04 Wound retractorに手袋を装着し，環指にドワイヤン鉗子，示指に12mmポートを装着する。ドワイヤン鉗子はネラトンチューブで，ポートは絹糸で手袋に固定し，再気腹する。

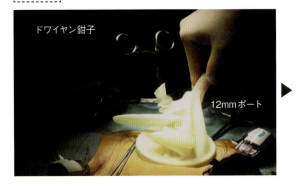
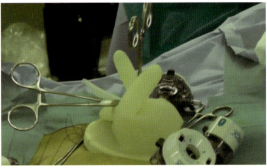

05 手袋に装着したドワイヤン鉗子で，腸管切離ラインのやや口側を縦方向にクランプする。

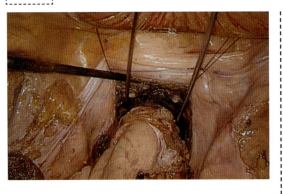
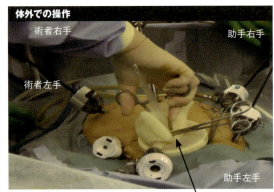

切離・吻合

06 その際，直腸右側→左側を見て，腸管損傷がないこと，周囲組織の巻き込みがないことを確認する。最後に直腸後壁を見て，ドワイヤン鉗子の先端が出ていることを確認する。

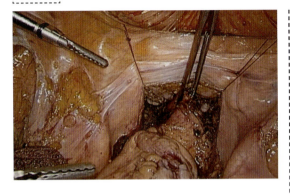 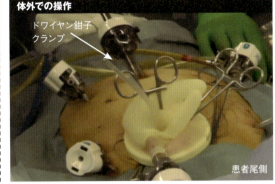

07 直腸洗浄（イソジン入り生食2L）。

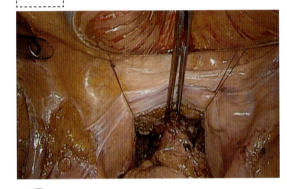

 ITO'S EYE　　　　　　　　　　　　　　　　　　　　　　　　　　　　　　　　　　　　伊藤の目

恥骨上からの直腸縦切離法

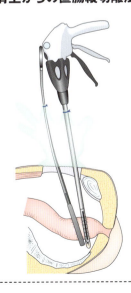

腹腔鏡下に直腸をクランプして切離する。

1回のfiringで直腸を切離する。

137

1回で直腸を切離する場合

08 手袋に装着した12mmポートより自動縫合器を挿入。

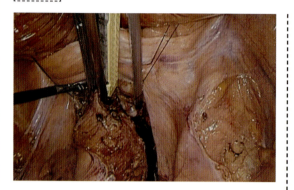
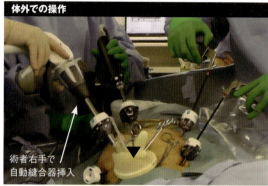

体外での操作
術者右手で自動縫合器挿入

09 ドワイヤン鉗子に沿って，腸管に縦方向に自動縫合器を挿入。このとき，腸管を損傷しないように，適宜直腸両側から確認しながら進める。

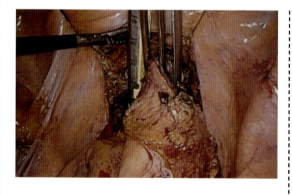
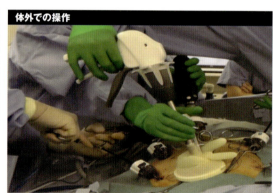

体外での操作
自動縫合器挿入，腸管切離

10 直腸右側から見て，自動縫合器のカートリッジ先端が出ていることを確認。

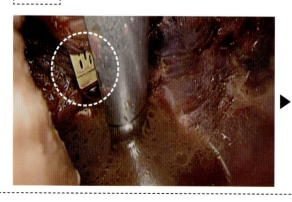
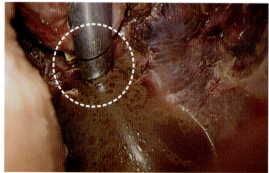

11 1回で切離できるように，右下ポートから挿入した鉗子で腸管を腹側に挙上することもある。

12 直腸左壁からも見て，自動縫合器が垂直方向にかかり，巻き込みなどがないことを再度確認し，腸管を切離する。

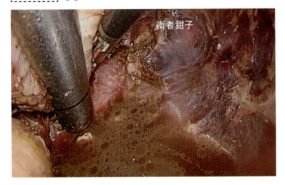
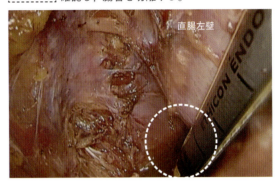

13 ステープルがかかっている場合は，腹腔鏡用剪刀で切離する（その場合は標本側寄りで切離）。1回で切離できないときは，再度自動縫合器で切離する。

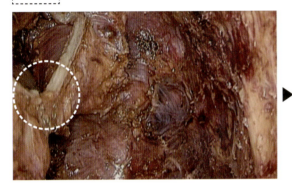
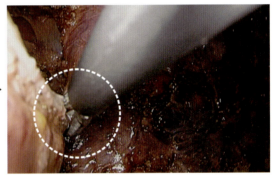

14 直腸切離完了。

15 ドワイヤン鉗子を閉じたまま手袋をwound retractorから外し，切離腸管断端を体外に挙上する。

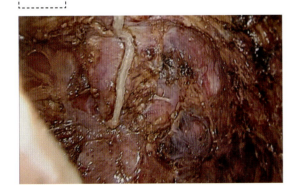
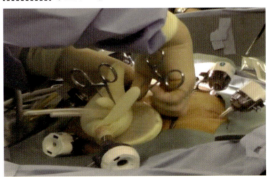

2回で直腸を切離する場合

手順01〜07は1回で直腸を切離する場合と同様。

08 ドワイヤン鉗子に沿って，腸管に縦方向に自動縫合器を挿入。このとき，腸管を損傷しないように，適宜直腸両側から確認しながら進める。

09 直腸右側から見て，自動縫合器のカートリッジが垂直にかかっていることを確認。

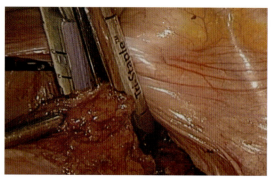
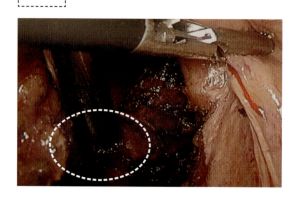

10 直腸左壁からも見て，自動縫合器が垂直方向にかかり，巻き込みなどがないことを再度確認し，腸管を切離する（1回目）。

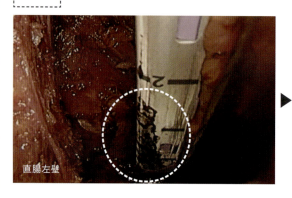
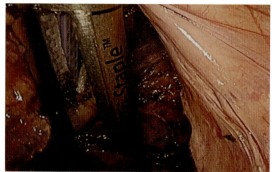

11 直腸切離（2回目）。縫合線がZ型にならないように気をつける。

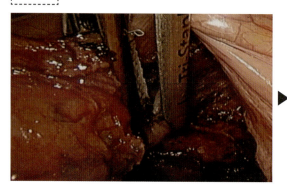
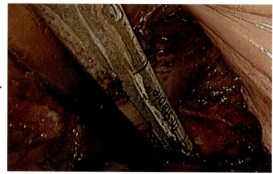

切離・吻合

| 12 | 直腸切離完了。 |

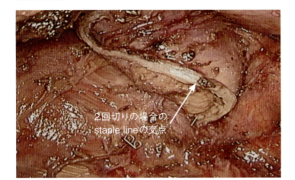

2回切りの場合のstaple lineの交点

| 13 | 手袋をwound retractorから外し，切離腸管断端を体外に挙上する。 |

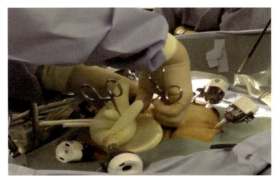

ITO'S EYE　　　　　　　　　　　　　　　　　　　　　　　　　　　　　　　　　伊藤の目

着脱式クランパーとドワイヤン鉗子の使い分け

腸管切離方法に関しては，着脱式クリップの使用を第一選択としているが，腫瘍の位置が低く操作が困難な場合は，ドワイヤン鉗子を用いた手袋法での切離を選択している。

腫瘍の位置が比較的高いとき

恥骨：☐　　リニアカッター：↓
腫瘍：●

着脱式クランパー　　**ドワイヤン鉗子**

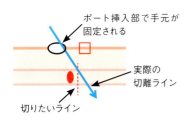

腫瘍の位置が比較的高いときは，どちらの方法でも，比較的腸管に垂直に，希望のラインで切離することが可能である

腫瘍の位置が低いとき

着脱式クランパー　　**ドワイヤン鉗子**

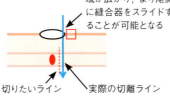

小切開分だけ，可動域が広がり，より尾側に縫合器をスライドすることが可能となる

切離ラインが斜めになるばかりでなく，腫瘍学的に安全な切離と言い難い

まっすぐな切離ラインでdistal marginが均一にとれている

腫瘍の位置が低いときは，着脱式クランパーの場合は恥骨上ポートで支点が固定されているため，クランパーや切離デバイスが斜めにしか挿入できない。手袋・ドワイヤン法だと，小切開創の幅だけ水平方向にドワイヤンや切離デバイスを移動できるので，超低位の腫瘍でも腸管に垂直にクランプ・切離が可能となる。よって我々は低位の切離吻合の際は手袋・ドワイヤン法を用いることが多い

Cut 02

口側腸管を切離する

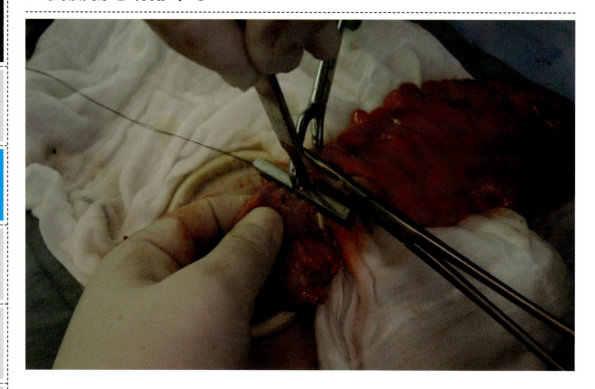

Exposure

01 肛門側直腸切離。

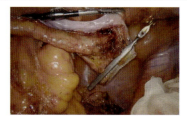

02 臍ポートの切開創を延長し、wound retractorを装着。腸管を体外に挙上する。

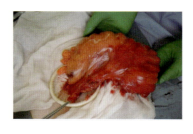

伊藤の目

**アンビルヘッドの
サイズ選択について**

通常CDH29mmもしくはEEA28mmを使用しているが、以下の場合はEEA25mmなどの小さなアンビルヘッド（細い自動吻合器）を使用することがある。
①口側腸管の径が細い場合。
②かなり低位の切離・吻合で、肛門から肛門側切離断端までの距離が短い場合。肛門管を通過しやすい細い自動吻合器を使用し、吻合のトラブルを回避する。

切離・吻合

03 腫瘍より10cm口側で腸間膜を処理後，腸管を切離する。

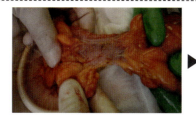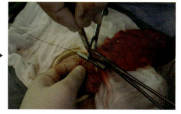

04 口側腸管断端に自動吻合器のアンビルヘッドを装着し，口側腸管を腹腔内に戻す。

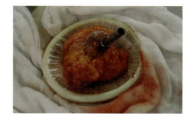

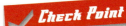

- 口側腸管切離時に，腸管の血流がよいことを確認できたか。

➡ 犠牲腸管を少し確保することもある。

Pitfall

・口側腸管が細いときの対処法について。
　①腸管断端にブスコパンを散布し，腸鉗子でストレッチする。
　②小さいサイズの自動吻合器を使用する。
　③側端吻合にする。この場合，腸管の側部をアンビルヘッドが入るくらいまで開放して，その後，巾着縫合を行い，側端吻合に備える。
・口側腸管断端の脂肪は剥くか，剥かないかについて。
　剥く場合のメリット→吻合の厚みを取る。吻合部出血の予防。
　剥かない場合のメリット→血流確保。
　術者の好みで剥くとき，剥かないときがある。

TME

◀◀◀ Cut 03

吻合

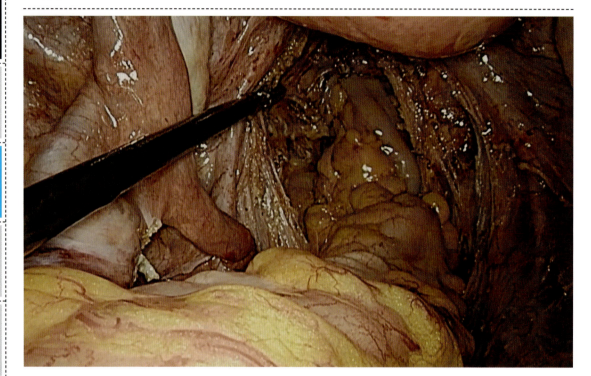

Exposure

01 アンビルヘッドを岬角手前に置いておく。このとき腸間膜のねじれがなく、口側腸管が十分授動できていることを確認する。

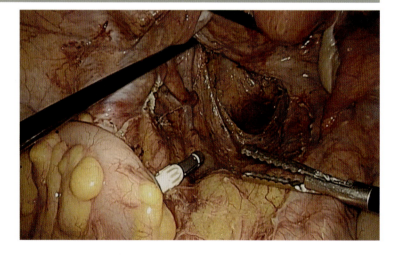

切離・吻合

02 助手の両手鉗子で直腸前壁の視野を展開する。

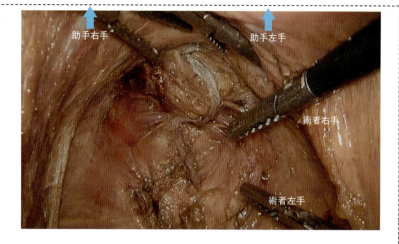

03 肛門側断端のstaple lineを確認する。

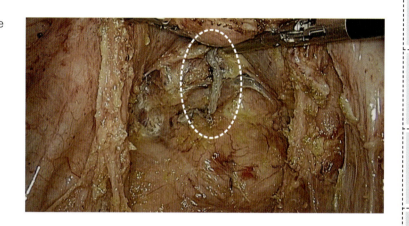

04 肛門より自動吻合器を挿入する。

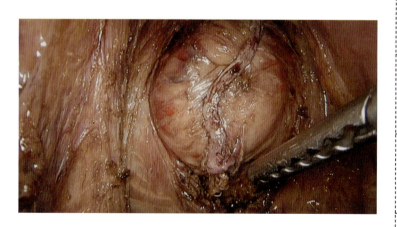

05 Staple lineの近傍でセンターロッドを貫通させる。2回切りになった場合は，できるだけステープルの交点を打ち抜くようにするが，必須ではない。

肛門から自動吻合器を挿入する者は，センターロッドを貫通させる際に，ヘッドが緩まないようにヘッドを肛門側腸管断端にやや押し付け気味することがポイントである。押し付けすぎによるステープル損傷には十分注意する。

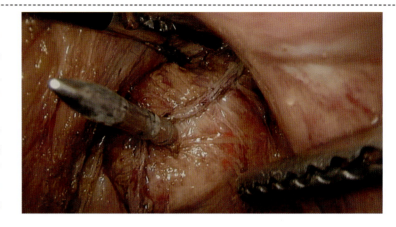

06 術者の右手で口側腸管のアンビルヘッド先端のプラスチック部分を把持，左手でアンビルヘッド近くの結腸垂または腸管の脂肪を把持し，センターロッド方向に誘導する。

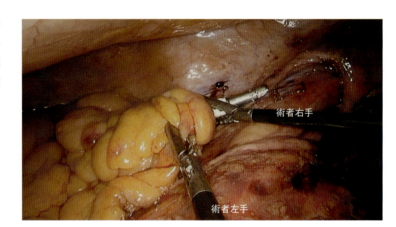

07 自動吻合器を連結する（アンビルヘッドとセンターロッドの軸を合わせるように，術者の右手と左手の動きをシンクロさせながら）。
アンビルヘッド先端とセンターロッドを連結し，締めこむ前に腸間膜のねじれがないことを確認する。

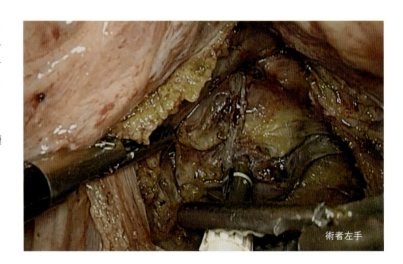

切離・吻合

08 DSTで吻合する。周囲組織の巻き込みがないことを再度確認する。

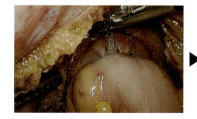 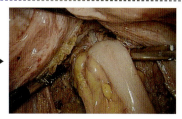

09 吻合後，約15秒おいたのちに，自動吻合器を引き抜く。吻合部の緊張と出血がないことを確認する。

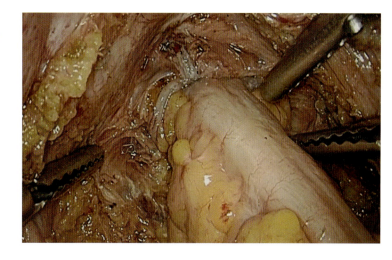

Pitfall

吻合部に緊張がかかっている場合は，腸管の授動を追加することもある。多くのケースでは脾彎曲の授動が必要となる。

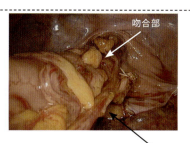 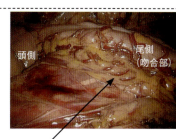

吻合部　頭側　尾側（吻合部）

腸間膜に緊張がかかっている

10 ステープルリングの形状が全周に打ち抜かれていることを確認する。
leak testは広く行われている。

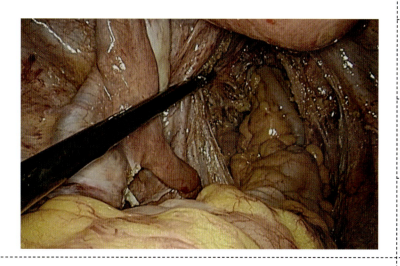

複数回切りの場合

センターロッドはstaple lineの交点を貫通させる。

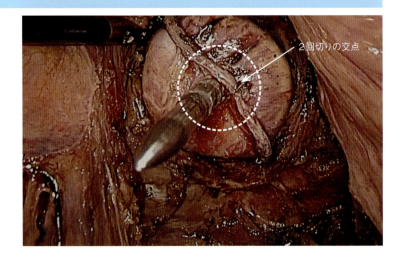

2回切りの交点

吻合部が低位の場合のstaple line損傷予防法

伊藤の目

吻合部が低位の場合，肛門からstaple lineまでの距離が近いため，自動吻合器本体が肛門管を超えるとすぐにstaple lineに到達する。この際，肛門管を超えるため力が過剰にかかっていると，そのままstaple lineを損傷してしまう可能性がある。そのようなことを予防するため，細い自動吻合器を使用したり（前述），肛門から自動吻合器の挿入が困難な場合に1人が患者臀部皮膚を左右に展開し1人が器械を挿入するなどの工夫をしている。

肛門側腸管でセンターロッドは確実に最後まで（オレンジのラインが見えるまで）貫通しているか。連結に強い力が必要なときは軸が合っていないことが多いので，無理やり押し込まずに軸が合っているか確認する。

腫瘍の高さが低かったり狭骨盤であるなど，器械での切離・吻合が困難な場合は，経肛門的手縫い吻合（coloanal anastomosis：CAA）を選択することもある（Note「直腸切除術後の再建方法について」p.208参照）。

複数回切りの場合は，センターロッドがstaple line交点を貫通するようにする。

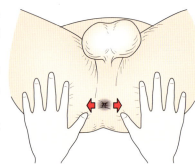

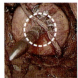

計画的2回切り

1回切り

切離・吻合

Check Point

● 女性では腟の巻き込みを予防するため，後壁気味にロッドを出さなければならない．しかし，横切りで切離すると，日の出日の入り吻合となり，吻合部が虚血状態となるリスクがある．

→ 以上より当科では縦方向に切離する方針としている．

横切り

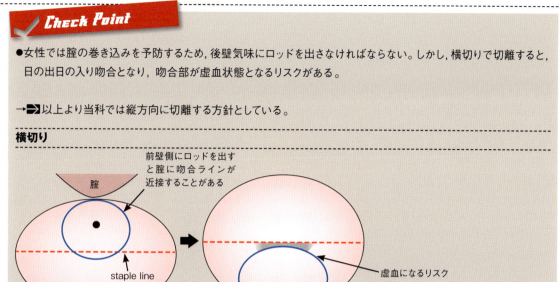

縦切り

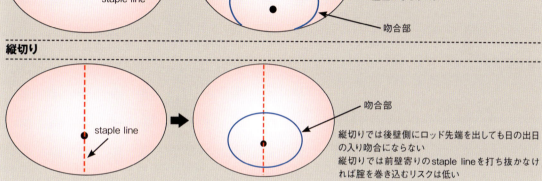

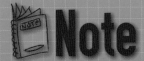

直腸癌における腹腔鏡手術と開腹手術の大規模比較試験の世界現状

腹腔鏡手術と開腹手術との治療成績差，大腸癌での腹腔鏡手術の妥当性は非常に気になるところだ。近年，日本でJCOG0404試験の結果が報告されたほか，直腸癌手術でのランダム化比較試験の世界的な結果が明らかになった。

大腸癌に対する腹腔鏡手術実施の妥当性が示唆されたJCOG0404試験

2016年，日本のJCOG0404試験の結果が報告された。1,057人のstage Ⅱ/Ⅲ結腸癌（横行結腸癌と下行結腸癌を除く）が登録され，開腹手術と腹腔鏡手術にランダムに割り付けられた。
その結果，主たる評価項目である5年累積生存率は，開腹手術で90.4％，腹腔鏡手術で91.8％となり，日本の手術の高い治療成績が示された。イベント不足により開腹手術に対する腹腔鏡手術の非劣性は証明されなかったが，本邦で大腸癌に対する腹腔鏡手術を行うことの妥当性を示唆する極めて重要な試験結果になったと解釈しうる。

直腸癌手術に対する世界的な4つのランダム化比較試験結果

直腸癌については近年，世界的に4つのランダム化比較試験の結果が出そろった（表）。結腸癌に比べ手技の難度の高い同手術において腹腔鏡手術がいかなる治療成績を収めるかについて世界中が注目するところであった。これら4つの試験に共通していえることは，腹腔鏡手術は，開腹手術に比べて手術時間の延長を認めたが，術中出血量においては有意に減少した。COLOR Ⅱ trialとCOREAN trialは，組織学的CRM陰性率は開腹手術と腹腔鏡手術で同等であり，かつ3年累積局所再発率，3年累積生存率でも同等の治療成績であった。

表●直腸癌に対する開腹手術と腹腔鏡手術のランダム化比較試験

	COLOR Ⅱ trial		COREAN trial		ALaCaRT trial		ACOSOG trial	
	Lap	Open	Lap	Open	Lap	Open	Lap	Open
手術時間	増加		増加		増加		増加	
出血量	低下		低下		低下		低下	
開腹移行率	16%		1.2%		9%		11%	
R0率（根治切除率）					82%	89%	82%	87%
組織学的CRM陰性率	90%	90%	97%	96%	93%	97%	88%	92%
3年累積生存率	87%	84%	92%	90%				
3年累積局所再発率	5.0%	5.0%	2.6%	4.9%				

一方，2016年に結果が出たALaCaRT trialおよびACOSOG trialは組織学的評価のみの短期成績ではあるが，ともに腹腔鏡手術で組織学的CRM陰性率が開腹手術に劣ることが示されている．もちろんこの2つの臨床試験においても，その中期・長期治療成績を待って両者の位置づけを判断すべきである．しかしながら，現状で直腸癌における腹腔鏡手術の位置づけは確約されたものではない．これはJCOG0404試験において結腸癌でさえもその5年無再発生存率に施設間差を認めたことより，より難度の高い直腸癌における腹腔鏡手術の適応には十分に留意すべき結果であると受け止めるべきであろう．

しかしながら，直腸癌外科治療の特性として，狭い骨盤の奥底での不自由な手術操作を強いられる中で，内視鏡の補助が大きなメリットを生み出すことに疑いの余地はない．

ただ，より慎重な患者選択や術者のみならず治療チームの習熟度の向上に努めるべきであると思う．

直腸切離方法，切離回数および縫合不全の関連性

腹腔鏡下LARの縫合不全危険因子として切離回数3回以上がリスクとして算出された。すなわち切離回数を2回以内に抑える手技工夫は極めて重要であり，直腸縦切離方法はその有用な選択肢である。

直腸横切離法

現在我々が使用できる自動縫合器を用いて小さい傷から直腸を安全に切離するには，いくつかの工夫や注意点を要する。

直腸横切離法，すなわち右下部ポートを経由したlinear cutterを用いた直腸切離方法は，多くの施設で行われている標準的な方法である。我々もRs癌に対してはこの方法で直腸を切離することが多い。直腸の腸管軸に対して直角にかつ直線的に切離することが重要であり，できれば1回のstaplingで切離することが望ましい。もし1回のstaplingで切離できない場合にも，2回目で確実に切れるように助手の鉗子を直腸の左壁より右方向へ押し込みstaplingのサポートを行う。

Multiple staplingを防ぐためには，吻合予定部よりも肛門側への十分な直腸授動を行うことが最重要ポイントであると考えている。不十分な授動のままで自動縫合器を挿入すると，その先端方向の視野は極めて不良となり，複数のstaplingを余儀なくされるばかりでなく，ジグザグの切離線になってしまうことがある。しかしながら，十分な授動を心がけても男性や狭骨盤を有するRa，Rb直腸癌症例では，右下ポートからの横方向のアプローチではどうしても直腸壁に斜めの切離にならざるを得ないことある。このような症例に対する選択肢として，直腸縦切離法が有用である。

直視下の直腸縦切離法

直腸を切離する上で，縦方向より自動縫合器を挿入することの最も有利な点は，限られたスペースから，最短距離で直腸壁にアプローチできる点である。この方法は腹腔鏡手術ばかりでなく，開腹手術においても自動縫合器が入らないような狭骨盤症例に対して有用であることが多い。この場合には，開腹の視野の中で直視下にlinear cutterを恥骨より縦方向にアプローチする。しかしながら，恥骨が頭側方向に張り出す体型（特に男性に多い）では，1発目の直腸切離が後壁側で肛門側方向に斜めになりがちになる。したがって最初のstaplingは直腸の腸管軸と直交するような向きで切離することを心がける。

第2に1発目のstaplingで切離が完了しなかった場合に，2発目のstaplingで確実に切離を完了することである。そのために工夫していることは，腸鉗子などを直腸の後ろに通して，2発目のstaplingの際に直腸を少し腹側に持ち上げ縫合器が完全にかかるように介助する。直腸の後ろ側にスペースをつくった後で直視下に自動縫合器を縦方向に挿入し切離する。しかしながら，直視下での視野の確保が十分でなく，自動縫合器の先端の位置確認が難しいケースがある。このようなことが予測される場合には無理をせず，次に述べる気腹下での縦切離，あるいは経肛門吻合を選択したほうがよい。

腹腔鏡下の直腸縦切離法

腹腔鏡下の直腸縦切離方法では，恥骨上の小切開創に手袋を装着し，気腹下で縦切離を行う方法を我々は主に採用している。この方法は，直腸を縦に切離する場合ブラインドとなりやすい後壁側での自動縫合器の先端の確認が行いやすい。この方法は直視下法が苦手とする自動縫合器の先端確認を腹腔鏡下で確実に行いながら切離することを可能とする。術者鉗子を直腸後壁より上方に押し上げることで，1回で直腸を切離するための効果的な介助を行うことができる。

表に示されるように，腹腔鏡下LARの縫合不全危険因子として，吻合部の高さが肛門に近いことが挙げられるが，同様のリスクとして切離回数3回以上がそのリスクとして算出された。すなわち，切離回数を多くとも2回以内に抑える手技工夫は極めて重要であると強調したい。そのための再現性のある，簡便な方法として腹腔鏡下の直腸縦切離方法はその有用な選択肢である。

表●腹腔鏡下LARの器械吻合における縫合不全の危険因子

因子（症例数）	Leakage (%)	単変量解析 Leakageのオッズ比 (95% CI)	p値	多変量解析 Leakageのオッズ比 (95% CI)	p値
吻合の高さ					
TME (50)	6 (12%)	5.8 (1.4-24.3)	0.02	5.3 (1.2-22.7)	0.02
TSME (130)	3 (2%)	—		—	
切離回数					
3回以上 (27)	4 (15%)	5.1 (1.3-20.1)	0.02	4.6 (1.1-19.2)	0.03
2回以下 (153)	5 (3%)	—		—	
BMI*					
25＜ (30)	3 (10%)	2.7 (0.6-11.4)	0.2		
25≧ (150)	6 (4%)	—			
腹腔鏡手術経験数					
20＜ (71)	5 (7%)	0.5 (0.1-2.0)	0.3		
20≧ (109)	4 (4%)	—			

＊ BMI：Bodymass index
※ Ito M, Sugito M, Kobayashi A, et al. Relationship between multiple numbers of stapler firings during rectal division and anastomotic leakage after laparoscopic rectal resection. Int J Colorectal Dis. 2008 Jul；23（7）：703-707. より作成

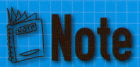

再建方法の
エビデンス

下部直腸癌術後の排便機能障害は患者のQOLに大きく影響する。排便機能に寄与する因子には，吻合部の高さ，括約筋切除の有無，術前放射線治療の有無などに加え[1)-3)]，腸管再建方法がある[4)]。再建方法には，ストレート型再建のほかに便貯留能の改善を目的としたパウチを作成する方法がある[4)]。

《 再建方法

A：ストレート型再建
腸管を端々吻合する。手術手技が簡便である。

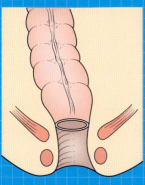

B：Side-to-end型再建
口側腸管の断端を閉鎖し，側端吻合する。

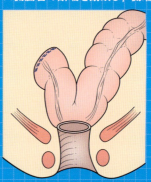

C：Transverse coloplasty
吻合予定の口側腸管に縦切開をおき，横方向に縫合する。

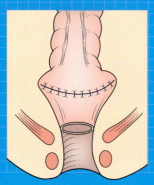

D：J型結腸嚢再建
口側腸管の断端を閉鎖し，腸管を折り返し側々吻合してパウチを作成する。症例によって作成困難なことがある。

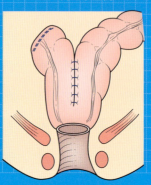

排便機能

- 術後1年以内：ストレート型再建　＜　パウチによる再建
  ただし1年以上経過すると差がないとする報告がある[4-5]。
- J型結腸嚢作成が技術的に可能である場合には，J型結腸嚢再建　＞　Transverse coloplasty
  術後2年でも有意差ありとの報告がある[6]。
- パウチによる再建のデメリット：便排泄能が不良になる場合がある。J型結腸嚢再建では，結腸嚢の大きさが排便困難に関連するとされる[7]。

合併症

術後縫合不全，死亡率，再手術率，吻合部狭窄などの合併症はいずれの再建法でも有意差はないとする報告が多い[4]。

参考文献

1) Karanja ND, Schache DJ, Heald RJ. Function of the distal rectum after low anterior resection for carcinoma. Br J Surg. 1992；79(2)：114-116.
2) Bretagnol F, Rullier E, Laurent C, et al. Comparison of functional results and quality of life between intersphincteric resection and conventional coloanal anastomosis for low rectal cancer. Dis Colon Rectum. 2004；47(6)：832-838.
3) Hassan I, Larson DW, Cima RR, et al. Long-term functional and quality of life outcomes after coloanal anastomosis for distal rectal cancer. Dis Colon Rectum. 2006; 49(9)：1266-1274.
4) Huttner FJ, Tenckhoff S, Jensen K, et al. Meta-analysis of reconstruction techniques after low anterior resection for rectal cancer. Br J Surg. 2015; 102(7)：735-745.
5) Machado M, Nygren J, Goldman S, et al. Functional and physiologic assessment of the colonic reservoir or side-to-end anastomosis after low anterior resection for rectal cancer: A two-year follow up. Dis Colon Rectum. 2005; 48(1)：29-36.
6) Fazio VW, Zutshi M, Remzi FH, et al. A Randomized Multicenter Trial to Compare Long-Term Functional Outcome, Quality or Life, and Complications of Surgical Procedures for Low Rectal Caners. Ann Surg. 2007; 246(3)：481-490.
7) Lazorthes F, Gamagami R, Chiotasso P, et al. Prospective, randomized study for determination of optimum pouch size. Dis Colon Rectum. 1997; 40(12)：1409-1413.

Sequence 02

ISR
(intersphincteric resection)

下部直腸癌の肛門温存手術として行われる括約筋間直腸切除術（ISR）では，肛門管の解剖と剥離箇所の特定が重要である。
一般に，肛門管内の「連合縦走筋」を剥離するとされるが，我々の研究で肛門挙筋は直腸縦走筋に連合するのではなく，直腸縦走筋の側面に肛門挙筋が直接付着していることがわかった。これらの解剖を理解することでISRの一層の定型化が期待できよう。

≪ 連合縦走筋は存在しない（肛門管内の解剖）

ISRで剥離するのは図1の青枠で囲まれた部分，一般に「連合縦走筋」と呼ばれている箇所である。この連合縦走筋は横紋筋である肛門挙筋と，平滑筋である直腸縦走筋が混ざり合ってできた筋肉だとされるが，連合縦走筋という筋肉は本当に存在するのだろうか。

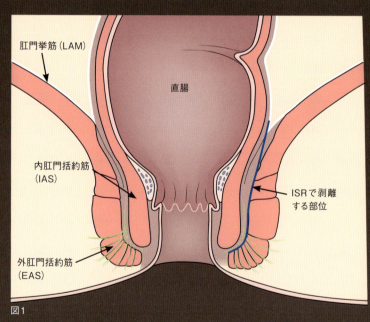

図1

図2は肛門管の前側壁のHE染色と免疫染色である。免疫染色で平滑筋と横紋筋を染め分けることで，位置関係が非常によく把握できる。

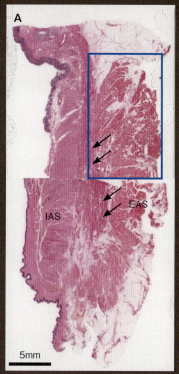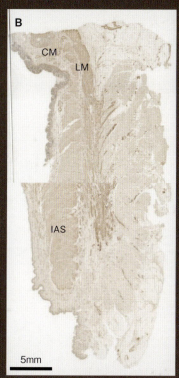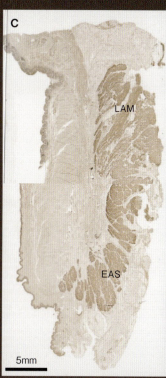

図2●前側壁の解剖。A：HE染色，B：抗平滑筋抗体による免疫染色，C：抗横紋筋抗体による免疫染色
（CM：輪筋層，LM：縦走筋層）

図2Aで内肛門括約筋（IAS）と外肛門括約筋（EAS）の間に縦に走る線維を確認できる。免疫染色で染めると，この縦の線維は主に平滑筋線維で（図2B），直腸の縦走筋がそのまま肛門管内に延長してきているのであって，肛門管の中で新たな筋肉が生まれているのではない。

図3は肛門挙筋と直腸縦走筋が合わさるところを拡大した写真である（図2Aの青枠で囲んだ部分）。ここを詳しく観察すると，肛門挙筋は直腸縦走筋に決して連合したり混ざり合ったりしているわけではないことは明らかだ（図3Eの円内）。

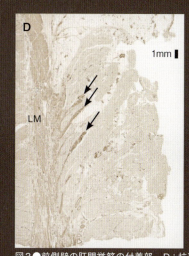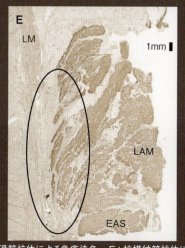

図3●前側壁の肛門挙筋の付着部。D：抗平滑筋抗体による免疫染色，E：抗横紋筋抗体による免疫染色

Sequence 02
ISR (intersphincteric resection)

つまり肛門挙筋と直腸縦走筋が連合して連合縦走筋を形成しているのではなく，直腸縦走筋の側面に肛門挙筋が直接付着していることが理解できる．

ISRでは直腸縦走筋と肛門挙筋／外肛門括約筋との間を剥離

これらの観察から，ISRは直腸縦走筋と肛門挙筋との付着を切開し，直腸縦走筋と肛門挙筋／外肛門括約筋との間を剥離する術式であることがわかる．
肛門管を形成する筋構造のシェーマとISRの剥離ラインを示したのが図4だ．

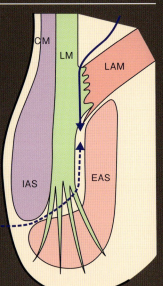
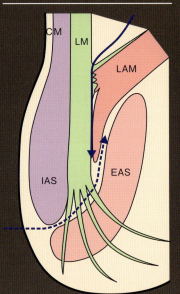
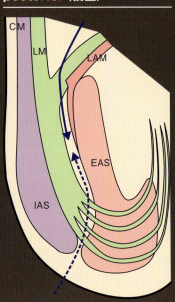

図4●肛門管のシェーマとISRでの剥離ライン．実線矢印：腹腔内からの剥離ライン，破線矢印：会陰からの剥離ライン

シェーマから見て取れるように，ここまで主に見てきた前側壁と，側壁や後壁では解剖は異なる．我々の研究によって，肛門管を形成する平滑筋と横紋筋の位置関係は，肛門管の部位によって異なることがわかった．たとえば後壁では，肛門挙筋の表面に厚い平滑筋組織が存在し，この平滑筋組織は直腸縦走筋へ連続している（図5）．そのため，ISRの際はこの厚い平滑筋組織を切除しないとならない（図4後壁のシェーマ）．このあたりは実際の手術と所見が一致するところで，今後，ISRの定型化の一層の進展が期待できよう．

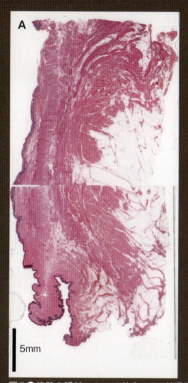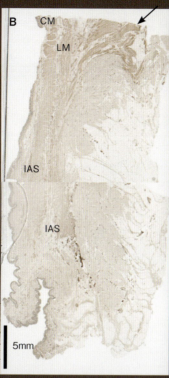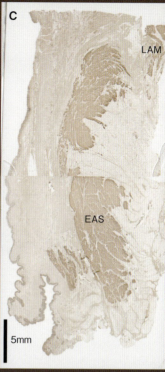

図5●後壁の解剖。A：HE染色。B：抗平滑筋抗体による免疫染色。C：抗横紋筋抗体による免疫染色。Bの矢印が肛門挙筋表面の厚い平滑筋

参考文献

1) Y Tsukada, M Ito, K Watanabe, et al. Topographic Anatomy of the Anal Sphincter Complex and Levator Ani Muscle as It Relates to Intersphincteric Resection for Very Low Rectal Disease. Dis Colon Rectum. 2016; 59(5): 426-433.

Sequence 02 Scene 01 腹腔側からのintersphincteric dissection

Scene 01～05では，肛門管における内外括約筋間の剥離操作（intersphincteric dissection）を説明する．
ここでの剥離操作は肛門管の解剖学的特徴から，4つの領域に分けると理解しやすい．

領域①直腸側方
領域②直腸前側方
領域③直腸後方
領域④直腸前方
各パートにおける手術手順の説明を行う．

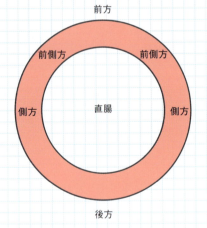

領域①直腸側方

Sequence 02
Scene 02

直腸側方部では直腸に付着する恥骨直腸筋の筋線維を露出し，その上縁のラインを同定することでintersphincteric planeに入ることができる。側方部は，前述の解剖学的特徴から最も容易にintersphincteric planeに入ることができる場所である。

Camera Blocking

❶恥骨直腸筋の直腸付着部を同定する（右側）
❷Intersphincteric planeに入る

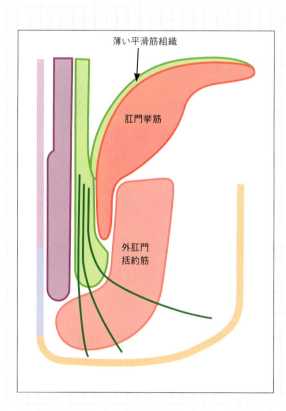

直腸側方
肛門挙筋：緩やかな角度で付着している。
肛門挙筋表面の平滑筋組織：薄く認められる。
解剖学的には肛門挙筋が直腸縦走筋に対して斜めに走行し直腸と接するため，intersphincteric planeに入りやすい場所である。

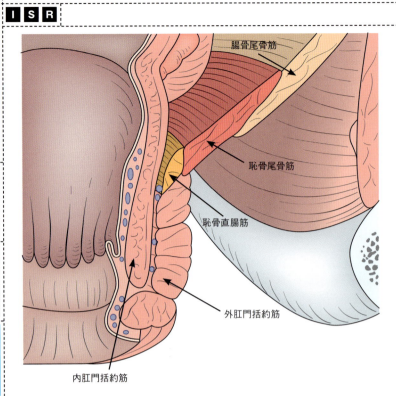

肛門挙筋は腸骨尾骨筋，恥骨尾骨筋，恥骨直腸筋からなり，恥骨直腸筋が直腸に付着している。Intersphincteric planeに入る際，最初はまず恥骨直腸筋を確認する。

領域①直腸側方

◀◀◀ Cut 01
恥骨直腸筋の直腸付着部を同定する（右側）

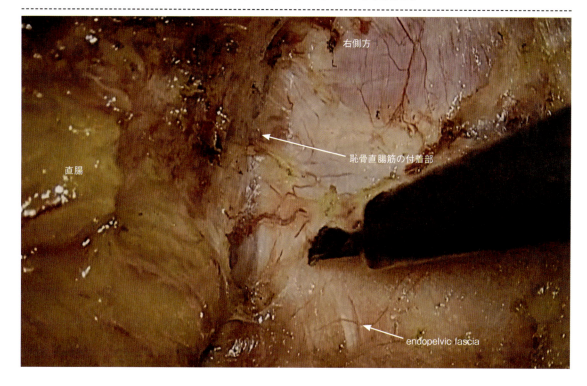

Exposure

01 恥骨上ポート：腸把持鉗子で直腸を把持し左頭側に牽引する。

助手右手：鉗子を開いて（把持してもよい）直腸を左側へ牽引する。

助手左手（6ポート）：右前側方の腹膜を2時方向に牽引し，腟等視野の妨げになる臓器を腹側へ挙上する。

術者左手：Endopelvic fasciaを把持してカウンタートラクションをかける。

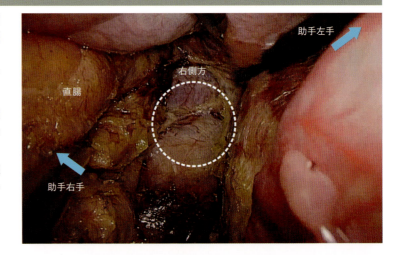

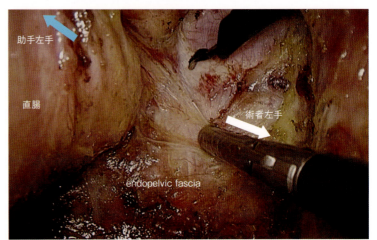

領域①直腸側方

Dissection

02 Endopelvic fasciaと直腸固有筋膜を恥骨直腸筋の直腸への付着部まで剥離する。

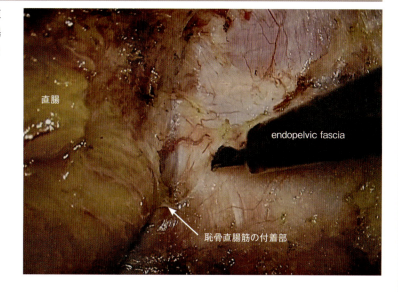

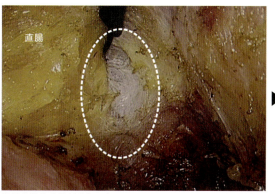
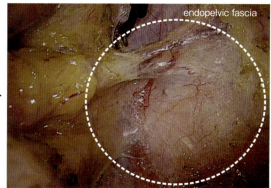

恥骨直腸筋直腸付着部に向かってendopelvic fasciaを広く剥離していく

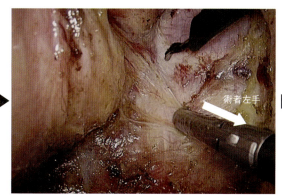
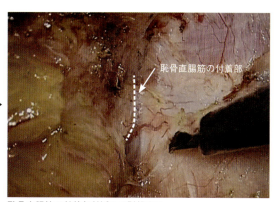

Endopelvic fasciaを把持して剥離する　　　恥骨直腸筋の付着部付近まで剥離する

⫷⫷⫷ Cut 02
Intersphincteric planeに入る

Exposure
Dissection

01 Endopelvic fasciaを5mm切除標本につくように切離し，肛門挙筋の筋線維を露出させる。どの程度endopelvic fasciaを切離するかは，腫瘍の局在や深達度により調節する。術者左手で恥骨直腸筋を外側に牽引することで，剥離すべきintersphincteric planeが明らかになる。

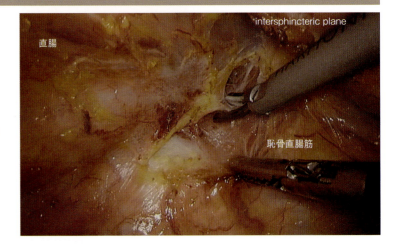

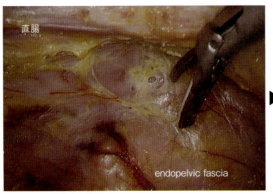

Endopelvic fasciaを切離する

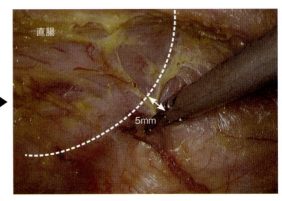

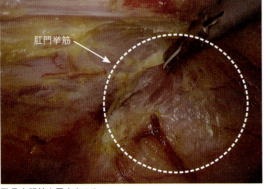

恥骨直腸筋を露出させる

Pitfall

解剖学的個人差から，endopelvic fasciaが薄い症例（特に女性に多い）では，endopelvic fasciaを認識できず切離してしまうこともある。

領域①直腸側方

02 Intersphincteric dissectionは腫瘍下縁から2cm肛門側までを目安に剥離する。

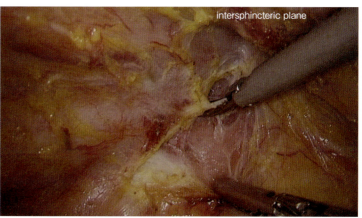

肛門挙筋を把持してカウンタートラクションをかける

▼

Intersphincteric planeを剥離する

▼

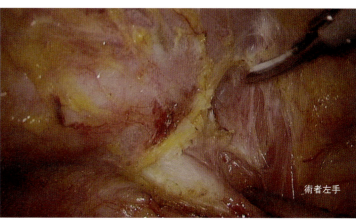

術者左手は適宜肛門挙筋を持ち直して適切なトラクションをかけ続ける

Exposure
Dissection

03 左側でも同様に行う。右側と異なり直腸を術者が，endopelvic fascia および恥骨直腸筋を助手が把持する。

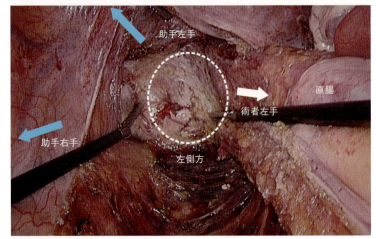

左側方遠景

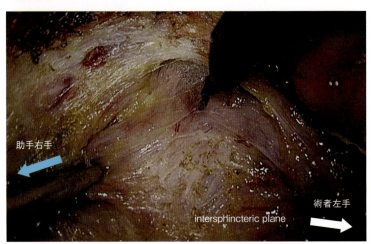

左側方近景

04 直腸左側は，右側と比較して術者側からの剥離操作が以下の理由で比較的困難である。
①術者が肛門挙筋を把持すると鉗子が助手鉗子とクロスする。
②デバイスの角度が合わない。
③直腸が邪魔になり術者右手による内側方向への剥離操作が困難。
術者の立ち位置を変更すればこの問題は解決可能であるが，通常，術者は立ち位置を変えずに超音波凝固切開装置を用いて手術を行っていることが多い。

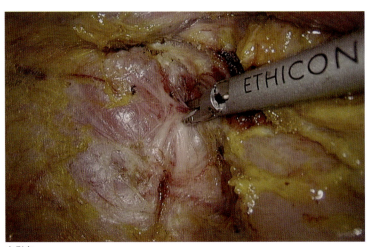

左側方

領域①直腸側方

伊藤の目

肛門管の解剖（HL，DL，AVの関係）

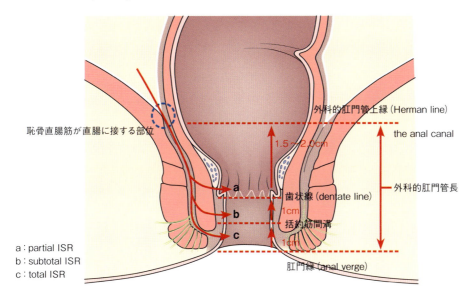

a：partial ISR
b：subtotal ISR
c：total ISR

上記は平均的な男性の肛門管の長さを示した（3.5〜4.0cmくらい）。
女性の場合は外科的肛門管長は一般的に男性より短い。

Sequence 02 — Scene 03

領域②直腸前側方

前側方は，neurovascular bundleを処理したらすぐにintersphincteric planeに入ることができる部位である。神経線維を温存し，出血しないように剝離操作を行えば，比較的容易にintersphincteric planeに到達できる。

Camera Blocking

❶Neurovascular bundleを処理した後に，intersphincteric planeに入る

直腸前側方
肛門挙筋：垂直に近い角度で付着している。
肛門挙筋表面の平滑筋：認めなかった。
肛門挙筋と直腸縦走筋の間には少量の平滑筋が混じる。

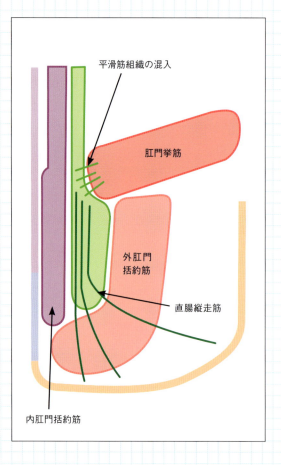

«« Cut 01

Neurovascular bundleを処理した後に, intersphincteric planeに入る（右側）

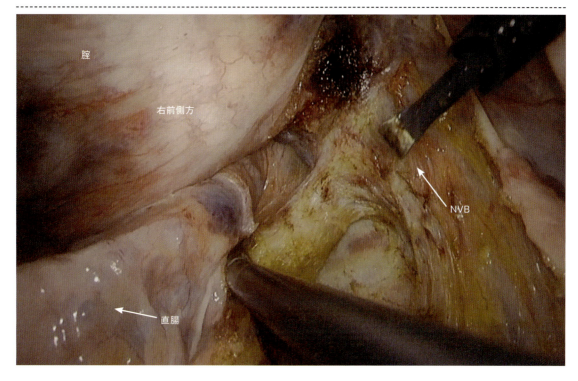

Exposure

01 恥骨上ポート：腸把持鉗子で直腸を把持し左頭側に牽引する。

助手右手：Neurovascular bundle (NVB) 外側の腹膜を2時方向へ牽引し，術野を展開する（6ポートの場合は，助手左手で行うと術者やスコープと干渉することがない）。

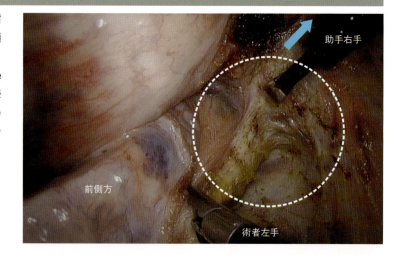

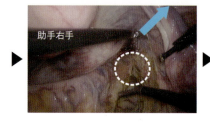 ▶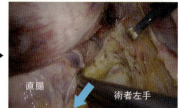

Dissection

02 前側方はNVBを処理すると，すぐに背側でinter sphincteric planeに入ることができる。

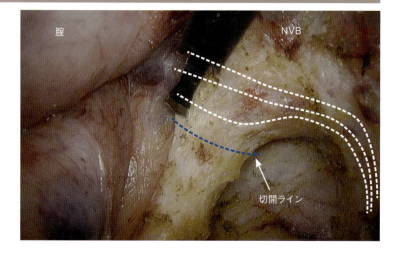

領域②直腸前側方

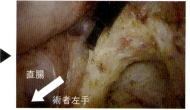
術者左手でトラクションをかけてNVB直腸枝を切離する

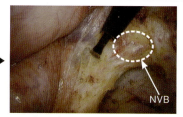
NVB内の血管が確認できる

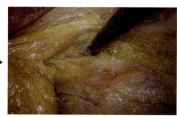

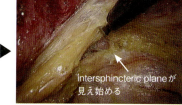
直腸枝を切離するとすぐ直下でintersphincteric planeに入ることができる

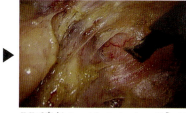
ここで広くintersphincteric planeに入っておくと，その後の剥離操作が容易になる

Exposure

03 左前側方：左側でも右側と同様の操作を行う。

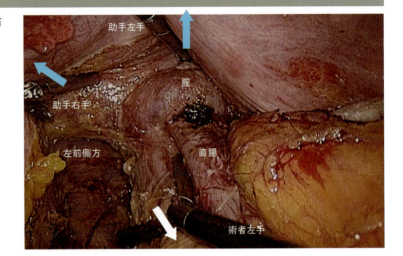

Dissection

04 側方の操作と同様に左側は術者側からの操作が比較的困難であるため超音波凝固切開装置を用いることが多い。

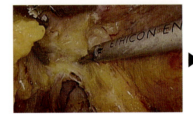 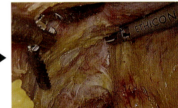

領域②直腸前側方

Pitfall

Neurovascular bundle (NVB) を処理する際に血管を損傷しないように注意する。
太い血管は超音波凝固切開装置で切離する。
また出血により正しい層の同定が困難となる。
ただし，腫瘍の進行度によってはNVBを切離しなければならない症例も存在する。

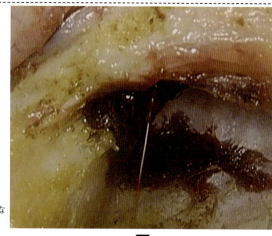

適切な止血操作をしないと出血を招く

▼

NVBの処理で一度視野が赤くなると，その後の剥離部位の同定に支障が出る

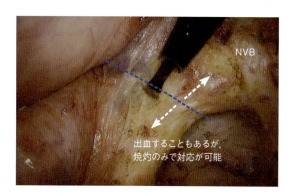

NVB

出血することもあるが，焼灼のみで対応が可能

ITO'S EYE 　　　　　　　　　　　　　　　　　　　　　　　　　　　　　　　　　　　伊藤の目

側方→前側方か，前側方→側方か

従来は，側方の操作を行ってから前側方の処理を行っていた。しかし近年は，前側方を行った後に側方を行うことが多い。これは，前側方からintersphincteric planeに入るほうがより再現性が高いと感じるためである。すなわち恥骨直腸筋の付着部のみならず前側方で同定したintersphincteric planeをランドマークの一つとし，側方の剥離層に連続させるイメージである。ただし，注意しなければならないのは，前側方でNVBを出血させ，術野を赤くしてしまうとその次に行う側方の操作がより困難になってしまう。よってNVBの処理に慣れるまでは，側方→前側方の順に行ったほうが無難といえる。

Sequence 02 / Scene 04 — 領域③ 直腸後方

直腸側方の剥離を左右で行うと直腸後方には尾骨から直腸に至るhiatal ligament（いわゆるrectococcygeal muscle）が確認できる。Hiatal ligamentを切離すると，直腸を取り囲む恥骨直腸筋のV字型の形状が明瞭になる。

Camera Blocking
❶ Hiatal ligamentを切離する
❷ Intersphincteric planeに入る

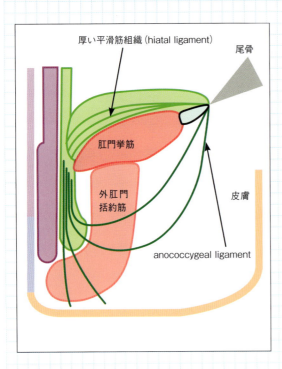

直腸後方
肛門挙筋：直腸縦走筋へ緩やかな角度で付着。
肛門挙筋表面の平滑筋：直腸縦走筋から連続する厚い平滑筋組織が存在する。これがhiatal ligament（rectococcygeal muscle）と呼ばれる構造物である。Intersphincteric planeに入るにはhiatal ligamentの切離が必要になる。

領域③直腸後方

‹‹‹ Cut 01

Hiatal ligamentを切離する

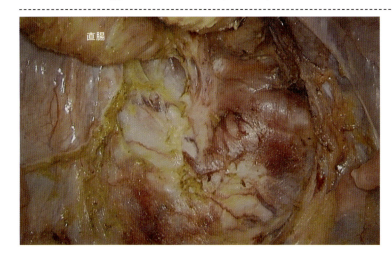

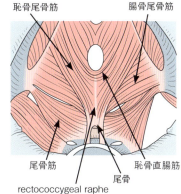

直腸周囲には巻きつくように恥骨直腸筋と恥骨尾骨筋が存在する。これら2つの筋の走行を術中に明瞭に区別するのは難しい。
恥骨尾骨筋は直腸の後壁で融合しrectococcygeal rapheという縫線状の結合として認識される。
その上を直腸後壁から尾骨まで連結する平滑筋組織であるhiatal ligament（いわゆるrectococcygeal muscle）が存在する。

Exposure

01 恥骨上ポート：腸把持鉗子で直腸を把持し頭側正中やや左寄りに牽引する。このとき把持する位置をより肛門側に変更すると，直腸をより立たせることが可能である。
これにより，直腸背側のスペースをつくることができる

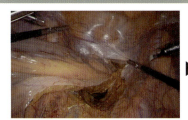
腸把持鉗子を肛門側へ移動させる

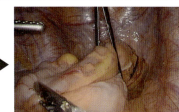

02 助手右手：直腸後壁を腹側に挙上しながらやや頭側に牽引することで良好な視野を得られる。

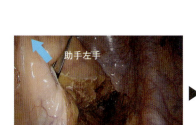
直腸が立つように牽引する

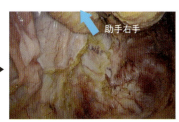

177

Dissection

03 左右側壁の剥離を十分に行うことでhiatal ligamentを切離すべき部位が明らかとなり，直腸損傷を防ぐことができる。

04 Hiatal ligament内には血管が走行していることが多く，電気メスや超音波凝固切開装置で止血しながら切離する必要がある。この組織は平滑筋組織であるので切った後には焼け焦げた組織が見える。
Hiatal ligamentは直腸寄りで切離すると直腸を損傷したり，恥骨直腸筋を離断してしまったりする。腫瘍に近づかないためにもあえて直腸寄りで切離する必要はない。

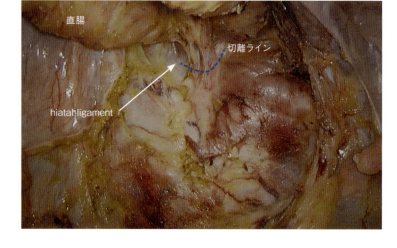

05 術者左手で背側に牽引しながらhiatal ligamentを切離する。
平滑筋特有の茶色っぽい焼け跡が残る。

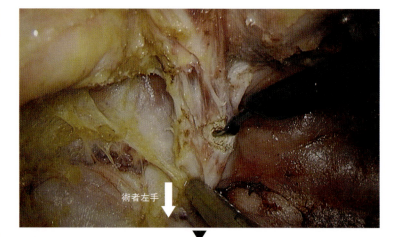

06 Hiatal ligamentを切離するとrectococcygeal rapheが認識される。

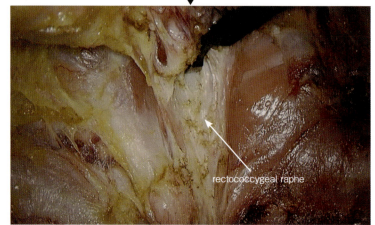

領域③直腸後方

≪ Cut 02

Intersphincteric planeに入る

Exposure

Dissection

01 電気メスが当たると肛門挙筋が収縮するため，目安にしながらintersphincteric planeを剥離していく。できれば術者左手鉗子は肛門挙筋を外側に牽引したtwo-hand methodで剥離したい。難しい場合にはLCSを選択したほうがよい。

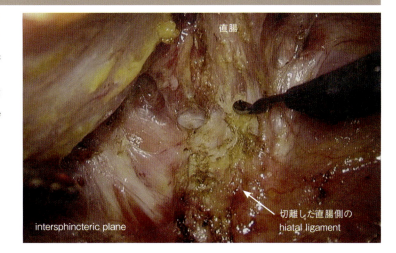

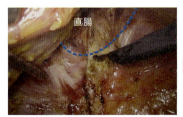

Hiatal ligamentを切離する

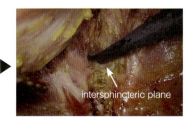

恥骨直腸筋を意識してintersphincteric planeに入る

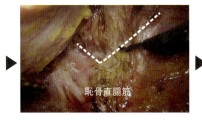

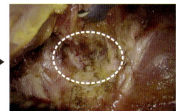

恥骨直腸筋のリングが確認できる

179

Sequence 02 領域④ 直腸前方

Scene 05

前述のTME前壁と同様に行うが，より遠位側での剥離となるため腹腔側から前壁の剥離を行うのは比較的困難である（男性，肥満等の狭骨盤症例）。最後に仕上げるとよい。

Camera Blocking
❶前方剥離

◀◀◀ Cut 01
前方剥離

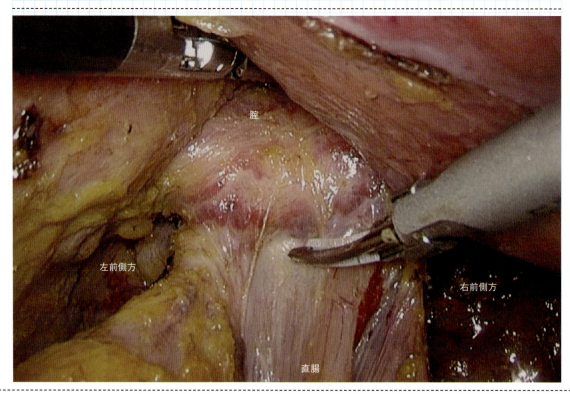

領域④直腸前方

Exposure

01 助手鉗子で腟もしくは前立腺を腹側へ挙上する。
術者左手鉗子で前壁を把持し（開いてもよい），背側へ牽引する。強めに牽引し，剥離すべき層を明らかにする。
できれば剥離面が広く展開されることが望ましい。

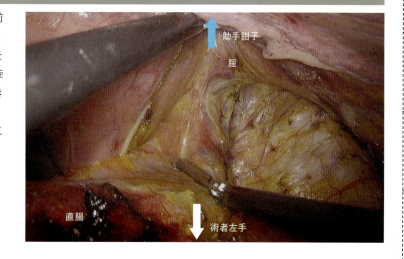

6ポートの場合

01 6ポートの場合は，助手は両手鉗子を使って腹側へ挙上する。
これまで同様，助手鉗子は術者鉗子と干渉しないように，左右をクロスさせる。

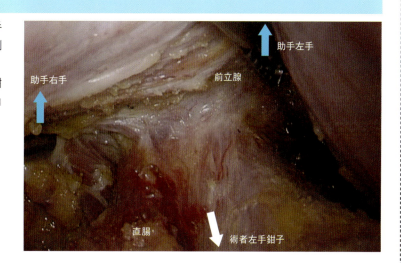

Dissection

02 術者左手鉗子で直腸を背側方向にトラクションをかけ，前方を剥離していく。
女性の場合は，腟の血管がランドマークとなり比較的剥離しやすい。

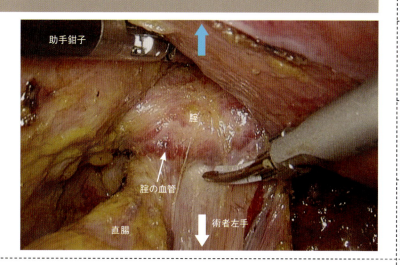

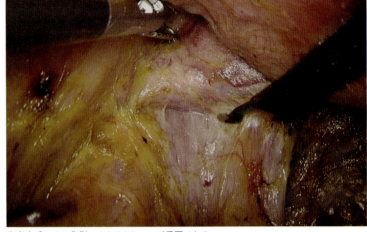

術者左手による背側へのトラクションが重要である

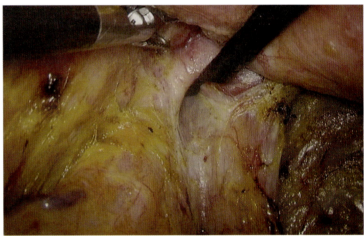

ときにヘラメスの先端で細かく剥離した後に，組織を切る

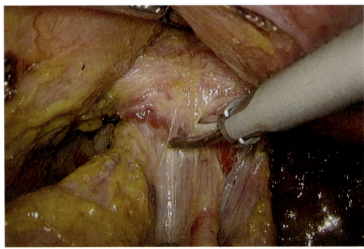

女性の場合はある程度腟静脈を露出するまで剥離すれば，腹腔側からの剥離はほぼ終了であると認識している

Dissection

03 前方の剥離を進めると症例によっては前立腺に付着するデノビエ筋膜を明確に認識することができる。さらに肛門側へ操作を進めるためには、これを切離しなければならない。

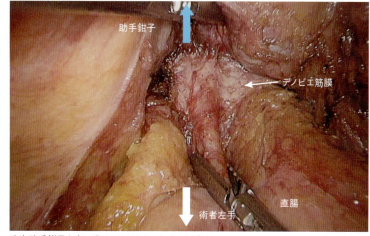

適宜助手鉗子を奥に進めてトラクションをかけ直す

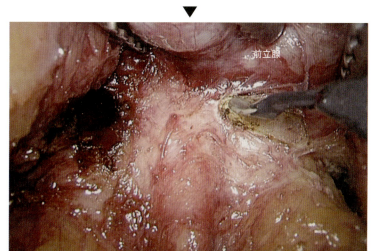

デノビエ筋膜を切離する

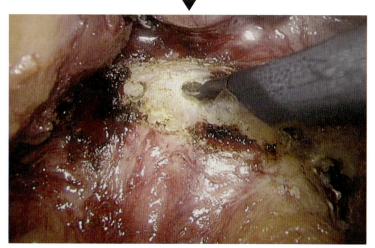

前壁のデノビエ筋膜をほぼ切開した。直腸の縦走筋を損傷しないように注意する

04 デノビエ筋膜を切離すると再び疎な層が現れる。これまでと同様に剥離操作を続ける。男性の場合は，可能なかぎり肛門側へ操作を進めるが，無理はしなくともよい。

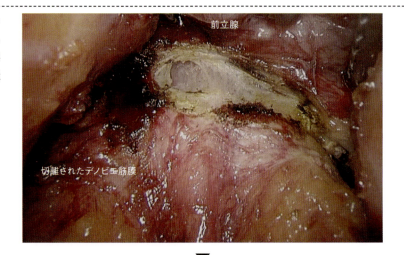

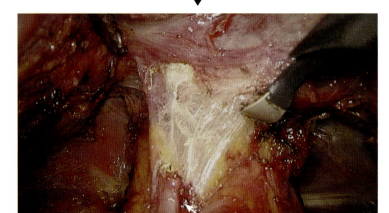

領域④直腸前方

ITO'S EYE / 伊藤の目

肛門管近傍の外科解剖の特徴に沿ったISRの剥離方法

Intersphincteric planeの同定

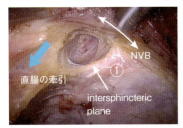

Intersphincteric planeを同定するためにNVBの後ろのスペースは最も重要な場所である

ISRの剥離の順番

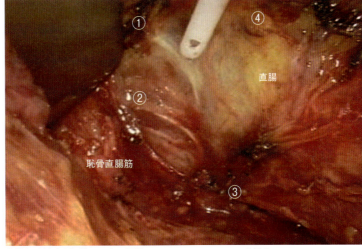

①神経血管束を認識し，その背側でintersphincteric planeを探す
②直腸側壁では肛門挙筋の表面を露出し，その剥離層を保ちながら肛門管内への剥離を継続する
③直腸の両側壁の剥離を終えた後に真後壁に残った直腸尾骨筋（いわゆるhiatal ligament）を切離する
④最後に直腸前壁の剥離を行う。前壁はデノビエ筋膜を切開した後は最終的に直腸外縦筋の連続である平滑筋組織である直腸尿道筋が見えるが，腹腔側からはこれを切ることは難しい

Sequence 02 / Scene 06: 肛門操作のためのセッティング

Scene06〜10では，ISRにおける会陰操作から肛門吻合までの手順をまとめる。ここでは肛門操作のためのセッティング方法を概説する。

Camera Blocking
1. 直腸内洗浄
2. 覆布および器具のセッティング
3. 体位

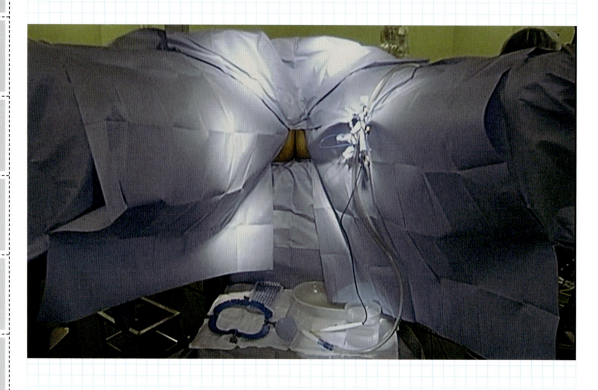

肛門操作のためのセッティング

≪ Cut 01

直腸内洗浄

01 腹腔側の腸鉗子で直腸をクランプしてイソジン入り生食2Lで直腸内を洗浄する。
この場合，RS付近で直腸をクランプし，腫瘍を含め，肛門より直腸内腔を洗浄する。

≪ Cut 02

覆布および器具のセッティング

01 消毒後，覆布を下→両横→上の順番でかけ，ステイプラーで固定する。

02 電気メスと吸引を布鉗子で左足にとめる。
会陰台を股下に置く。

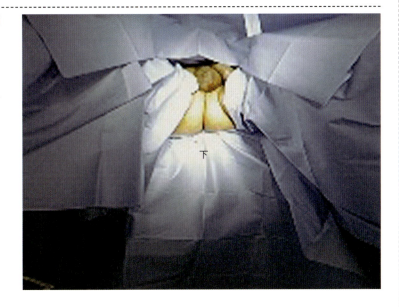

Check Point

● 覆布により肛門周囲だけが露出するようにする。

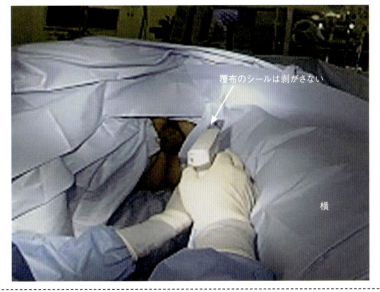

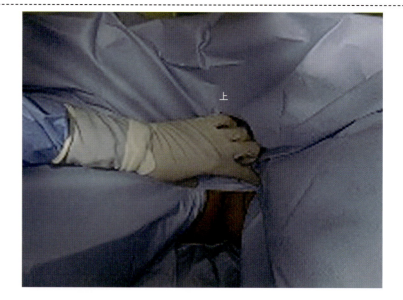

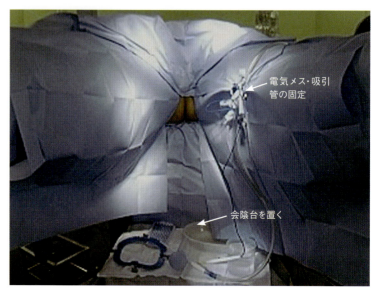

電気メス・吸引管の固定

会陰台を置く

肛門操作のためのセッティング

≪≪ Cut 03

体位

01 手術台を最尾側までスライドさせる。
両足をやや挙上し，体位はやや頭低位にする。

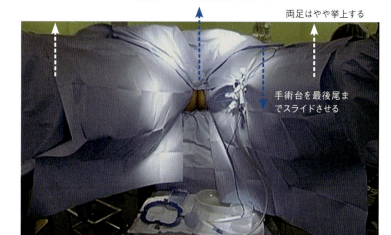

やや頭低位にすると会陰位置が上がる
両足はやや挙上する
手術台を最後尾までスライドさせる

Sequence 02

Scene 07

開肛器を用いた肛門展開

ローンスター（ローンスター リトラクターシステム™，以下ローンスター）開肛器を用いて肛門を展開し，腫瘍の位置を確認する。

Camera Blocking
❶ローンスター開肛器の装着
❷腫瘍の位置確認

‹‹‹ Cut 01
ローンスター開肛器の装着

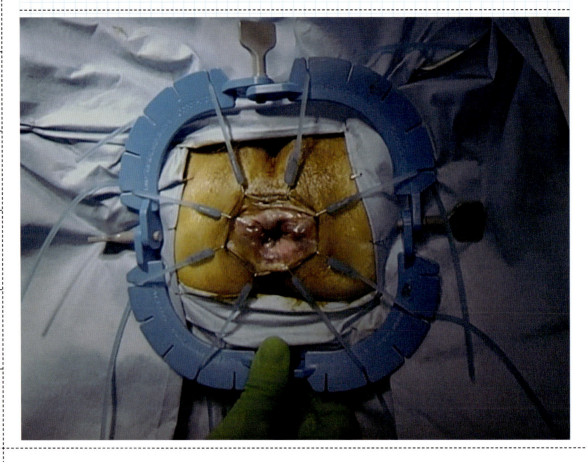

開肛器を用いた肛門展開

01 助手にローンスターを持たせねじを固定する。

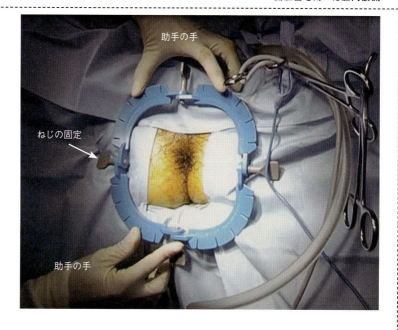

02 針（エラスティックステイ）をかけていく。
まずは肛門縁にかける。
かける順番はシェーマのように対称になるようにかけていく。
針は5mm Sharp type (Blue) を使用している。
特に痔核のある症例では，出血を招きやすいので十分注意するが，出血を認めた場合には，ローンスターの牽引を強めにし，必ず止血操作を完了させて次のステップに移るほうがよい。

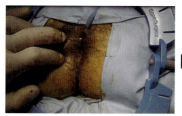
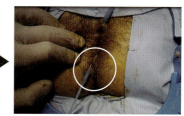

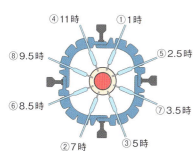

④11時　①1時
⑧9.5時　⑤2.5時
⑥8.5時　⑦3.5時
②7時　③5時

①〜⑧：針をかける順番

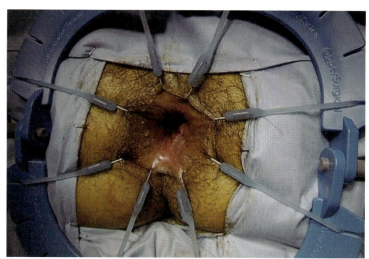

Cut 02
腫瘍の位置確認

肛門管上皮の色調は人によって異なるが，肛門柱の上縁と下縁は比較的明確なことが多いため，歯状線（DL），ヘルマン氏線（HL）は明確に判別できることが多い。

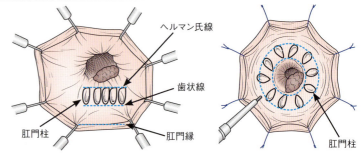

肛門管の違い

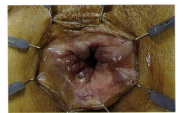
女性：手前側でやりやすい

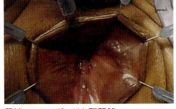
男性：スタンダードな肛門管

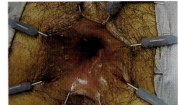
男性：奥側が深い

01 開肛器で肛門を展開し，腫瘍の位置を確認。腫瘍下縁からヘルマン氏線，歯状線，肛門縁までの距離を金属の定規で計測する。

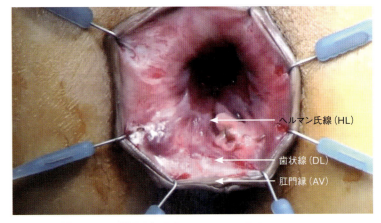

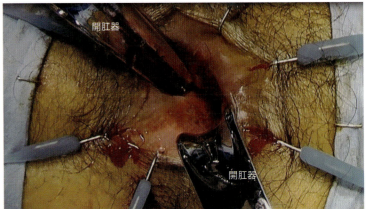
腫瘍の位置を確認

開肛器を用いた肛門展開

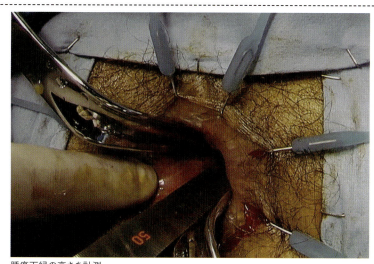
腫瘍下縁の高さを計測

02 腫瘍下縁の位置に合わせてローンスターをかけ直す。かけ直す位置は切離するラインから5〜10mm離した部位とする。

症例にもよるが、ローンスターによるこのような段階的展開法により、肛門より7cmくらいまでの領域の視野展開ができるようになった。すなわち、肛門管上縁よりも口側で手縫い吻合を行う場合には、ローンスターの針を肛門管よりも口側の直腸粘膜にかけることもある。

ただし、このようなケースではローンスターの針を乱暴に引っ張ると粘膜を損傷することがあるので、ゆっくり牽引し固定する必要がある。

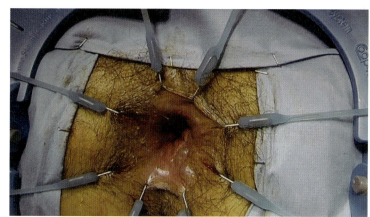
腫瘍下縁の位置に合わせてローンスターをかけ直す（肛門縁に針がかかっている）

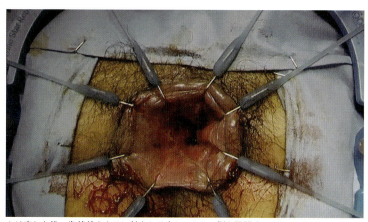
かけ直した後。歯状線あたりに針をかけ直し、より口側を展開するようにした

肛門管剥離

Sequence 02
Scene 08

肛門管剥離はISRの中で腫瘍に最も近づく局面である。肛門側切離線の設定を慎重に行い，CRMの確保に細心の注意を払いながら肛門管の剥離を行う。

Camera Blocking
① 切離線のマーキング
② 肛門側の切離
③ 腸管断端の閉鎖
④ 全周の剥離

⟨⟨⟨ Cut 01

切離線のマーキング

01 基本的に腫瘍下縁から2cm離して粘膜に電気メスを用いてマーキングする。腫瘍対側は切離線をやや口側にすることで肛門機能の温存を図る。

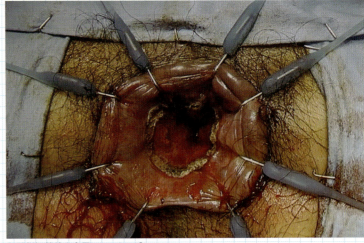

肛門側切離線を全周にマーキング

Cut 02

肛門側の切離

Dissection

01 基本的に後壁から肛門側の切離を開始する。
外肛門括約筋／肛門挙筋の輪状線維が露出するまで直腸粘膜，内肛門括約筋および直腸縦走筋を切離する。
電気メスで横紋筋の収縮を確認することで外肛門括約筋／肛門挙筋を判別可能である。
DL付近では外肛門括約筋ではなくすでに肛門挙筋が見えることが多い。

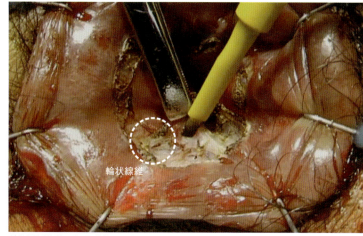
外肛門括約筋／肛門挙筋を露出

02 全周にわたり層をつなげる。
一度，肛門挙筋を見つけたら，その表面を手がかりにLCSをすべりこませて，全周に切離する。

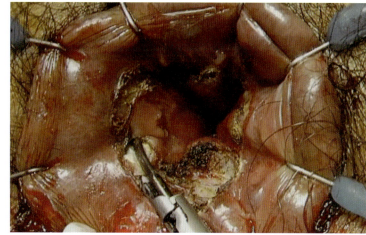
LCSで全周につなげる

Check Point

- 痔血管からの出血を防ぐために超音波凝固切開装置を用いることが多い。
- 横紋筋線維の収縮が弱い人もいるので注意が必要である。

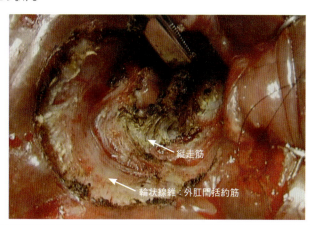

I S R

⋘ Cut 03

腸管断端の閉鎖

01 術中操作による遊離癌細胞の散布を予防する目的で，3-0絹糸で腸管断端を結節縫合で閉鎖する。
この縫合糸は支持糸として残しておく。

腫瘍下縁が肛門管より口側にあるケースでは，肛門管剥離を行う前に腫瘍肛門側にpurse-string sutureをかけることもある。

どちらかというとpurse-string sutureのほうが断端は強く閉鎖される。

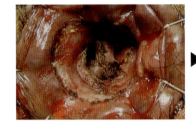 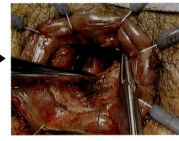

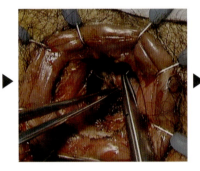 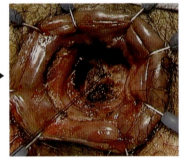

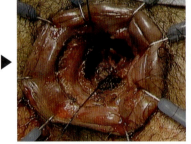 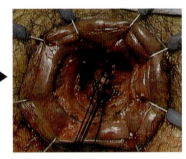

肛門側断端はなるべく密に閉鎖するよう心がける。術中に断端より粘液の漏出が認められた場合は再縫合し，肛門管を再度洗浄する

«« Cut 04
全周の剥離

Dissection

01 5〜7時付近，もしくは非腫瘍側で腹腔内と交通させ，全周に剥離する。助手の肛門鉤の一つは交通した部位を，一つは切離する部位を展開する。

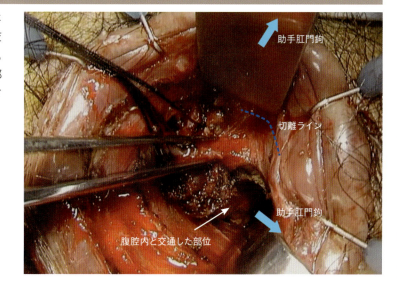

02 前壁は術者左指を剥離部の裏に回し，前立腺や腟との境界を見極めながら切離する。

男性の場合は尿道バルーンを動かすことで尿道の位置を確認できる。女性の場合は必要に応じて腟内診察で腟後壁の厚みを確認する。

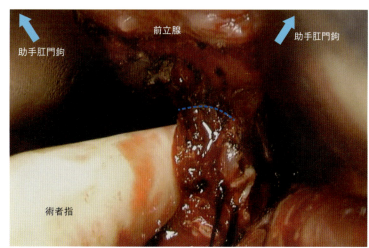

前壁剥離

Check Point

● E式開肛器を適宜，視野確保に使用する。

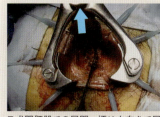

E式開肛器での展開。柄は上向きで展開する

ISR

03 肛門挙筋の表面に沿って剥離を続ける。

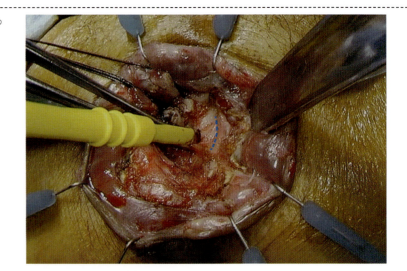

04 鉗子で後壁で腹側とつなげることもある。

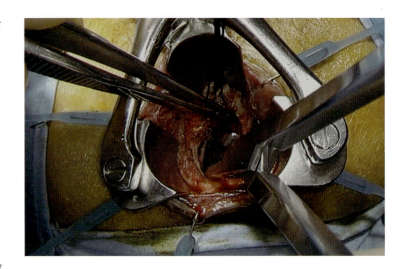

05 腹腔内と交通した部位に指を入れ，腸管にテンションをかけて切離を広げる。

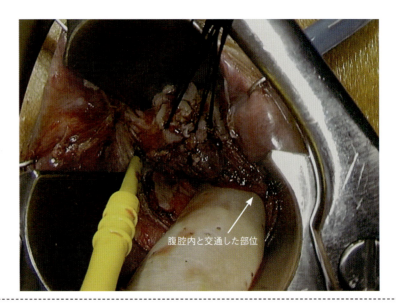

腹腔内と交通した部位

肛門管剥離

07 助手の肛門鈎は一つを腹腔内と交通した部位（①）を，一つはこれから切離する部位（②）の外側に展開する。
術者の左手の展開力も重要である。

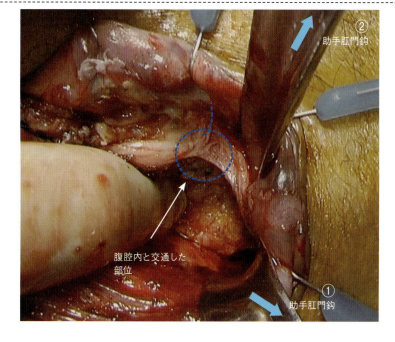

08 前壁は術者左指を剥離部の裏に回すと展開しやすい。

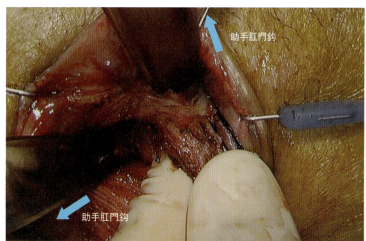

09 12時方向の剥離の際は，助手の肛門鈎は10時と2時の腹腔内と交通した部位に入れ，側外側に展開する。

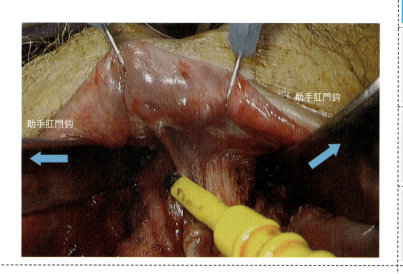

10 前壁には男性では直腸尿道筋が，女性では直腸・腟中隔が存在する。これらは平滑筋組織であり，切離する必要がある。腸管や尿道・腟を損傷しないように十分に注意する。

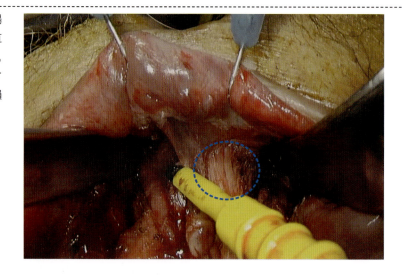

11 直腸尿道筋は電気メスで切離すると黄白色に見えるのが特徴である。前立腺・腟は出血しやすいため，出血した場合はこれらの組織に切り込んでいる可能性があり，切離ラインの再確認が必要である。

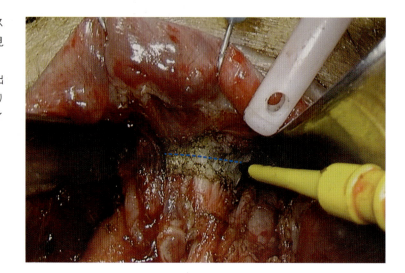

12 術者の左示指に引っかけた部分を切離し，全周の剝離が終了する。

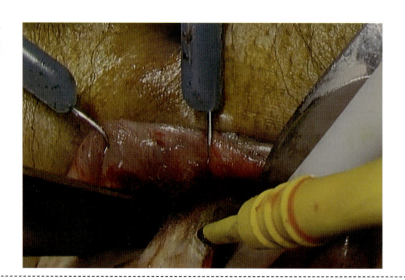

口側結腸の切離

Sequence 02
Scene 09

全周で肛門管剥離が終了したら口側腸管のクランプを外し，腸管を経肛門的に引き出す。腸管の血流とテンションを確認し，口側の切離ラインを決定する。

Camera Blocking
❶ 腸管を肛門外へ引き出す
❷ 口側腸管を切離する
❸ 腸管を体内に戻し，肛門管を洗浄する

≪≪ Cut 01

腸管を肛門外へ引き出す

01 腸管を愛護的に肛門外へ引き出す。乱暴に引き出すと辺縁動脈の損傷や腸管の損傷につながるため，注意する。

腹腔内で腸管の授動が十分にされていると，かなりの腸管が引き出せる。

一方，直腸固有筋膜の脂肪が厚い場合は，標本は肛門からではなく腹部から取り出したほうがよいこともある。

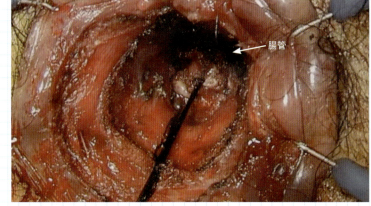
腸管

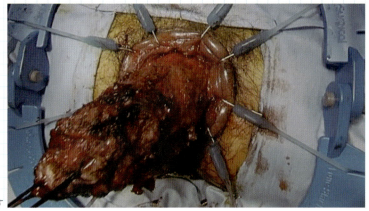
愛護的に引き出す

Cut 02

口側腸管を切離する

Dissection

01 口側の切離ラインは腸管の色調が良好で吻合のテンションが適切な部位を選択する。口側腸管がたるみすぎると術後粘膜脱の要因となる可能性がある。

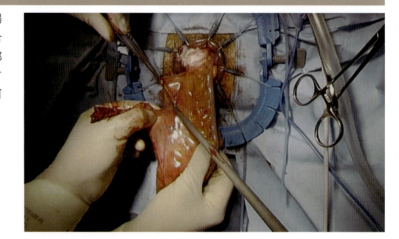

02 腸間膜の切離はシェーマのように辺縁動脈に流入する血管を損傷しないラインで行う(①)。
腸管断端の血流を確保するために辺縁動脈の切離後に口側に少し戻る。
腸管は腸間膜対側がやや短くなるように切離する(②)。
腸管切離は，端々吻合のときは2列，側端吻合のときは3列のリニアカッターで切るようにする。
少しでも口側結腸の血流に不安のある場合には，より血流のよい口側腸管再建を考慮すべきである。

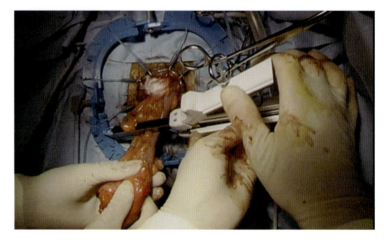

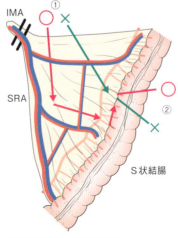

腸管血流保護の腸間膜切開

◀◀◀ Cut 03
腸管を体内に戻し，肛門管を洗浄する

01 腸管断端の左右に白糸，黒糸でマーキングを行い，一度体内に戻す（再度腸管を引き出したときにねじれのないように目印をつけておく）。

02 その後，肛門管を生食1000mLで洗浄する。洗浄は腹腔内から肛門側に行うほうがよいが，肛門側からする場合もある。

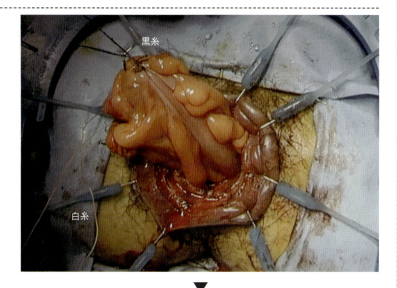

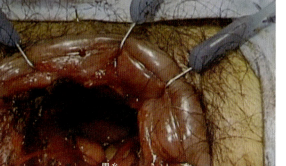

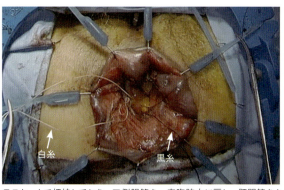

モスキートで把持しておき，口側腸管を一度腹腔内に戻し，肛門管をよく洗浄する

Sequence 02　肛門吻合

Scene 10

肛門吻合を行うに際して，術後の肛門機能の温存を図るためにpost anal repairを置くことが重要である。
また，縫合不全を予防するために吻合部の緊張を緩和し，縫合不全が起こった場合の腸管離断を予防するstay sutureを施行したうえで肛門吻合を行う。

Camera Blocking
❶ Post anal repairおよびstay suture
❷ 結腸肛門吻合

≪≪ Cut 01

Post anal repairおよびstay suture

01 肛門管が開大している場合は2横指程度の口径になるように左右の肛門挙筋を縫縮する（post anal repair）をおく。

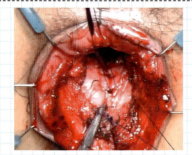
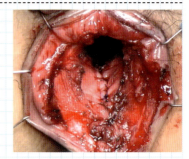
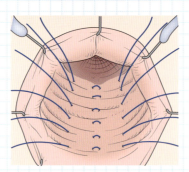
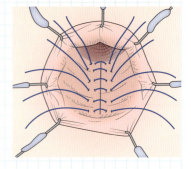

02 肛門挙筋と漿膜筋層を縫合する（stay suture）と，縫合不全時に口側腸管が腹腔内へ引き込まれることを防げる可能性がある。stay sutureは上下左右の4針が基本である。ただし，stay sutureは必須ではない。

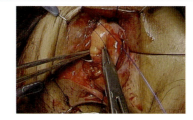
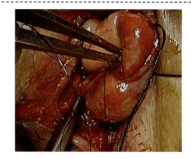
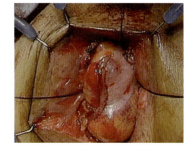

⋘ Cut 02
結腸肛門吻合

01 吻合に使用する糸は3-0PDSを使用する。まず8針の垂直マットレス縫合あるいは全層一層縫合を行い，その糸は結ばずにモスキートで把持し，その後結紮する。次にその間に1〜2針ずつ全層一層縫合を行い，最終的に16〜24針の縫合で吻合が完成する。

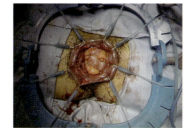
口側腸管を肛門管上縁にセットする

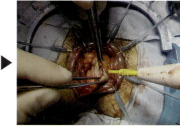
口側腸管を開放する

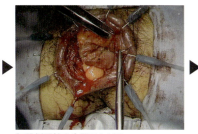
肛門側腸管を全層にかける

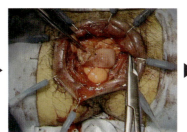
さらに口側の肛門挙筋および外肛門括約筋に運針する

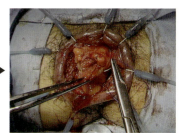
口側腸管全層を運針する

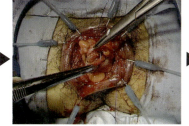
口側腸管の粘膜をかける

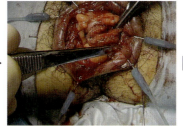
肛門側腸管の粘膜をかける

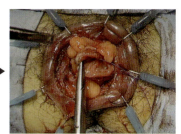
同様に口側腸管を全層に運針する

各論

ISR

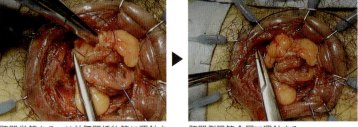

肛門挙筋あるいは外肛門括約筋に運針する

肛門側腸管全層に運針する

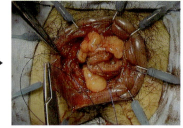

肛門側粘膜にかける

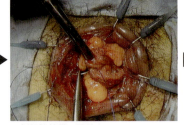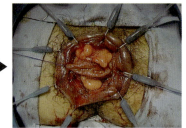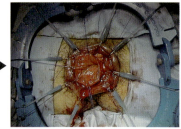

口側腸管粘膜に運針する

3時および9時方向の運針を終えたところ

45度間隔で8針同様の運針を行う

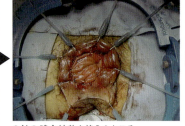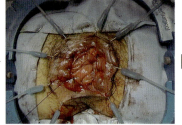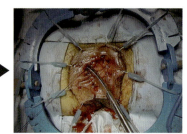

8針の縫合結紮を終えたところ

さらにその縫合結紮の間に糸をかける

16針にて縫合が完了したところ

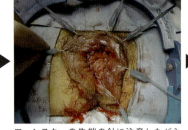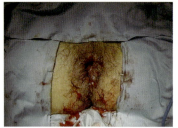

ローンスターの先端の針に注意しながらローンスターを肛門より外す

ローンスターを外すと肛門側粘膜が口側に引き込まれ吻合が完成する

Check Point

- 縫合のバイトを大きくし，外肛門括約筋まで針を確実にかける。
- 糸の結紮時に組織に緊張がかかる場合はローンスターの針を外して緊張を緩める。

術後の粘膜脱予防や強固な吻合のためのコツ

まず、①肛門側の粘膜を軽めにかけ、さらに②口側の肛門挙筋（外肛門括約筋）に運針する。次に③口側腸管全層に運針する。その後結紮すると肛門側粘膜は口側に移動することにより、吻合の高さはやや口側に引き込まれることになる。

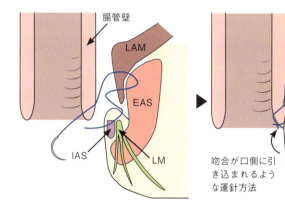

吻合が口側に引き込まれるような運針方法

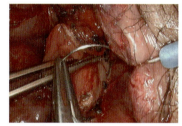

肛門粘膜を軽めに取る

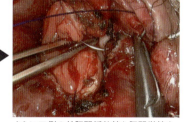

さらに口側の外肛門括約筋と肛門挙筋を、奥のほうから運針する

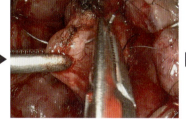

結腸壁全層に針をかける

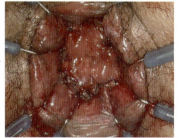

吻合部が口側に移動することになる。これにより粘膜脱を起こしにくい吻合となることが期待される

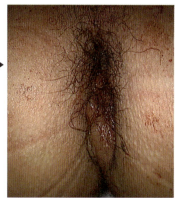

ローンスターを外すと、吻合部はより口側に引っ込み見えなくなる

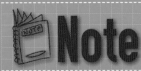

直腸切除術後の再建方法について

直腸癌手術においては切除後の再建方法も手術手技において重要な局面として，適切な選択が重要である．
低位前方切除術では器械吻合（DST）の手技が確立されており，腹腔鏡下手術においても手技の習熟と定型化によって，安定した手術成績が得られている．しかし，肛門管近傍の直腸癌に対する肛門温存手術の再建法では，選択に難渋することがある．主な方法としてDSTと経肛門的手縫い吻合（CAA）があり，さらに再建腸管にJ-pouch，transverse coloplasty，side-to-end CAAを加えるかどうかを選択する必要がある（pouch operationに関してはNote「再建方法のエビデンス」p.154で紹介）．

≪ 腫瘍の局在と個体差を踏まえた肛門側切離端の処理が重要

最も重要なことは腫瘍の局在と男女差や解剖学的な個体差を踏まえ，腫瘍学的に確実な肛門側切離端の処理を行うことである．この点において，会陰操作で肛門側切離端を直視下に確認しながら切除できるCAAは，ISRやCAAの必要な肛門管近傍の直腸癌において確立した手技として推奨される．
一方でDSTは手術時間が短縮でき，汚染の少ない確立された手術手技であるが，肛門側切離断端の不足からCAAにコンバートされる症例が存在し，腫瘍学的に細心の注意が必要な再建方法でもある．
一般的に直腸癌手術においては男性のほうが狭骨盤で難易度が高いが，我々の検討においては，男性でAV5〜6cm，女性でAV4〜5cmがDSTとCAAの再建方法の比率が逆転する位置であった．つまり，女性のほうがより低位の直腸癌においてもDSTが可能な症例が存在する．男性の場合は，腫瘍の肛門側切離において，手技が困難で煩雑になるケースがあるため，腫瘍学的な観点とステイプラーの多数回切離による縫合不全のリスクを考慮したDST/CAAの選択と，一時的人工肛門の造設を念頭に置く必要がある．
男性の場合，ISRの適応となる，AVから5cm以内または歯状線から3cm以内の症例では基本的に全例でCAAを選択している．

≪ 腹腔鏡下低位前方切除術におけるDSTでの切離方法

腹腔鏡下低位前方切除術におけるDSTでは，以下のどちらかを選択する．
①着脱式クランパーを用いて，恥骨上ポートより切離する
②恥骨上の手袋法において切離する
より低位で確実な肛門側切離を考慮した場合は②のほうが確実な方法と考えている（Sequence 01—Scene 08「切離・吻合」参照）．
また，術前よりCAAを想定して手術を施行する場合は会陰操作を先行することが考えられ，最近では肛門管剥離が良視野に施行できるTAMISの手技が注目されている．

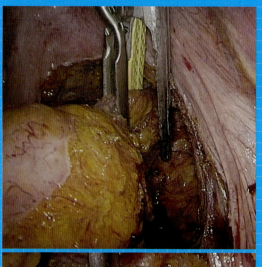
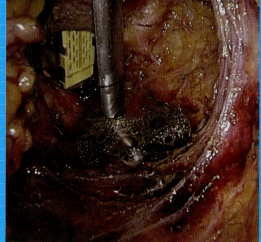
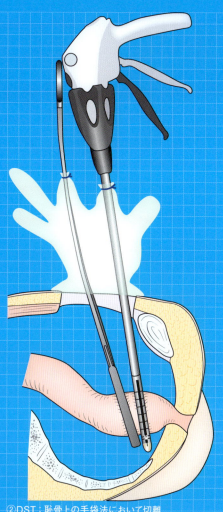

①DST：着脱式クランパーを用いた恥骨上ポートからの切離

②DST：恥骨上の手袋法において切離（直腸クランプ鉗子の自由度が高い）

表●器械吻合（DST）と手縫い吻合（CAA）の比較

比較項目	器械吻合（DST）[LAR]	手縫い吻合（CAA）[ISR]
標準治療か否か	標準的	標準的とはいえない
簡便さ	比較的簡便	やや煩雑
腸管内の開放	なし	あり
感染・汚染の可能性	少ない	起こりうる
腫瘍位置の確認	できないことがある	できる
Distal margin	時に十分なマージンを確保できない	十分確保できる
切離ライン	時に斜めあるいはジグザグ	理想的な直線的切離
主たる適応範囲	RS/Ra/Rbの一部	肛門管に近いRb/P
吻合完成後の耐圧	十分な耐圧	針糸の間の漏れがありうる
経済性	高価	比較的安価

ISR術後の肛門機能

ISRにおいてはその腫瘍予後が最重要課題であるが，永久人工肛門を回避する選択肢としてその機能予後にも十分配慮した治療選択を行うべきである。

ISR術後排便機能

表● ISR術後の失禁スコア [1]

	Pre-operative (n=95)	3 months (n=85)	6 months (n=85)	12 months (n=84)	24 months (n=83)
Wexner score					
Mean	2	11.4	10.3	9.7	8.5
Range	0 to 13	3 to 20	0 to 20	1 to 20	1 to 20
Distribution of Wexner score					
0 to 5	86 (91%)	12 (14%)	15 (18%)	24 (29%)	25 (30%)
6 to 10	7 (7%)	24 (28%)	32 (38%)	24 (29%)	33 (40%)
11 to 15	2 (2%)	29 (34%)	23 (27%)	23 (27%)	19 (23%)
16 to 20	0 (0%)	20 (24%)	15 (18%)	13 (15%)	6 (7%)

Date stands for time after stoma closure following ISR.

ISR術後のWexnerスコアは長期的にも緩やかに改善するが（表）[1]，比較的機能良好な症例は約70%に認められる一方で，10%以下の症例において高度な失禁を認める。
排便機能の悪い症例は，術前放射線治療，男性，肛門括約筋の広範囲切除例に多い[1]。

術後機能に悪影響を及ぼすISR術後合併症と対策

粘膜脱や吻合部狭窄は術後の機能に悪影響を及ぼす可能性がある。これらへの有望な治療方法として，Delorme手術や臀溝皮弁形成による肛門再建がある。
吻合部狭窄の主な原因はその口側腸管の虚血であり，手術手技の改善や術中血流評価でこれを予防しうる。手術手技改良として当科では，過度な緊張のない，かつ十分な血流を保持した口側腸管を作成するために，
❶ IMA根部での血管切離
❷ 脾彎曲の完全な授動操作
❸ 最終的な腸管緊張を規定するIMVの高位切離
を徹底している。これにより吻合部壊死を起こす症例の発症は低下した。

ISR 術後排便機能障害に対する治療

ISR 手術後長期間を経て incontinence を呈する症例への治療選択として仙骨神経刺激療法があるが，その有効性は約半数に限定される[1]（Note「排便機能障害に対する仙骨神経刺激療法について」p.212 参照）。

参考文献

1) 伊藤雅昭, 齋藤典男, 西澤祐吏 他．【主題Ⅱ：直腸・肛門部疾患に対する各種肛門内手術後の排便機能障害】ISR 術後の排便機能．日本大腸肛門病学会雑誌．2016；69(10)：489-498.

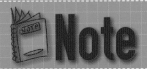

排便機能障害に対する仙骨神経刺激療法について

仙骨神経刺激療法（InterStim® Ⅱ 仙骨神経システム：SNM）は本邦で平成26年4月に「保存的療法が無効又は適用できない患者の便失禁の改善」を目的として保険収載された。仙骨神経を電気的に刺激することによって、排便機能障害を改善させる治療法である。ここでは作用機序と直腸癌術後排便機能障害への有効性を述べる。

直腸癌術後排便機能障害に対する展望

仙骨神経（S2，3，4）からなる陰部神経叢は外肛門括約筋，尿道括約筋，骨盤底筋の運動や直腸・膀胱の知覚，また自律神経に関与しており，S3の神経根にリード電極を植え込むことで，これらの神経を刺激するのが仙骨神経刺激療法である。作用機序としては，外肛門括約筋・肛門挙筋の収縮や直腸・肛門知覚の調整や自律神経や排便中枢への作用が考えられているが，明確なエビデンスはない。実際の治療法では，手術によってS3の仙骨孔にリード電極の埋め込みを施行し，2週間の試験刺激期間中に便失禁に関する改善を認めた症例に関して患者の同意のもと，埋込型刺激装置を臀部側方の皮下に埋め込み，治療を継続することになる。
特発性便失禁に対する有効性に関しては1995年にMatzelらが便失禁の治療に対する報告をしてから，多施設の大規模試験も施行されており，エビデンスとしては以下が報告されている。

- 便失禁の回数が減少する
- 7割から9割の便失禁患者において有効である
- 薬物治療群と比較して有意に便失禁を減少させる

直腸癌手術の術後に生じる排便機能障害に関しては少数の報告しかまだないが，低位前方切除術後に施行されている症例がほとんどで，試験刺激で有効性が確認され刺激装置の永久植込みに至った症例が約5割と報告されている。改善内容として，便失禁のあった日数の減少や排便回数の減少が挙げられている。
ISR術後の排便機能障害では高度な便失禁が問題になる症例が5〜10%ほど存在することと，ISRや低位前方切除術を含めた直腸癌術後の排便機能障害においても切迫性便失禁や便回数の増加による排便機能障害が存在することから，今後期待される治療法として我々も導入している。

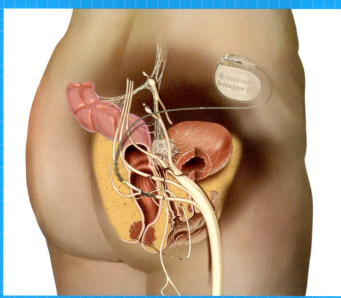
©Medtronic Japan Co., Ltd.

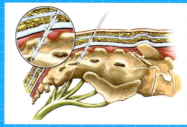
©Medtronic Japan Co., Ltd.

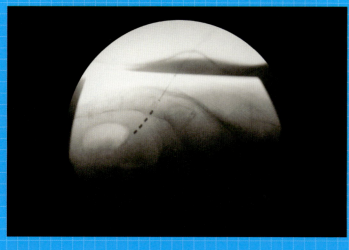
S3仙骨孔に挿入されたリード電極

参考文献

1) Matzel KE, Stadelmaier U, Hohenfellner M, et al. Electrical stimulation of sacral spinal nerves for treatment of faecal incontinence. Lancet. 1995; 346 (8983) : 1124-1127.
2) Melenhorst J, Koch SM, Uludag O, et al. Sacral neuromodulation in patients with faecal incontinence: results of the first 100 permanent implantations. Colorectal Dis. 2007; 9 (8) : 725-730.
3) Tjandra JJ, Chan MK, Yeh CH, et al. Sacral nerve stimulation is more effective than optimal medical therapy for severe fecal incontinence: a randomized, controlled study. Dis Colon Rectum. 2008; 51 (5) : 494-502.
4) de Miguel M, Oteiza F, Ciga MA, et al. Sacral nerve stimulation for the treatment of faecal incontinence following low anterior resection for rectal cancer. Colorectal Dis. 2011; 13 (1) : 72-77.
5) Maris A, Devreese AM, D'Hoore A, et al. Treatment options to improve anorectal function following rectal resection: a systematic review. Colorectal Dis. 2013; 15 (2) : e67-78.

索引

数字

1stアーム	019
2D traction	027
2ndアーム	019
2次元的な組織緊張	027
3-0絹糸	196
3D traction	027, 028
3rdアーム	019, 026
3次元視野展開	028
3分間ビデオプレゼンテーション	030
5ポート	035, 076, 118, 123
6ポート	035, 076, 090, 095, 123, 181

欧文

anococcygeal ligament	176
AV (anal verge)	169, 192, 208
big incision	012
big surgery	012
blunt dissection	023, 042
CAA (経肛門的手縫い吻合)	148, 208
CRM	076, 093, 106, 150, 194
delorme手術	210
dissection (剥離操作)	015, 018, 022, 057, 073, 160
distal margin	141, 209
DL (dentate line)	169, 192, 195
double clip	052
DST	147, 208
endopelvic fascia	093, 098, 104, 163, 166
ExpertとTraineeにみる能力の違い	019
exposure (視野展開)	015, 018, 026, 035, 076, 118, 123
E式開肛器	197
factorization	015
grasping	020
Griffiths' points	069
HE染色	156
hiatal ligament	041, 076, 176, 185
HL (upper edge of the anal canal)	169, 192
ICG (インドシアニングリーン)	063, 070
ICG蛍光造影法	063, 070
IE分析	016
IMA (下腸間膜動脈)	014, 035, 046, 053, 069, 202, 210
IMA処理	014, 046, 052
IMV (下腸間膜静脈)	035, 048, 050, 055, 068, 210
IMV処理	064, 068
industrial engineering (IE)	015
intersphincteric plane	161, 166, 171, 176, 179, 185
IRA (下直腸動脈)	109
ISR (括約筋間直腸切除術)	014, 156, 185, 208, 210, 212
J型結腸嚢再建	154
LCA (左結腸動脈)	048, 069
LCS (超音波凝固切開装置)	048, 052, 099, 104, 106, 122
leak test	147
learning curve	032
linear cutter	152
linear dissection型剥離	022, 024
meandering artery	069
Monk's white line	058
MRA (中直腸動脈)	088, 092, 109
neurovascular bundle	100, 170, 171, 175
NVB	100, 106, 171, 175, 185
off the ground	059, 065
one-hand method	022, 025, 027, 042, 056, 057, 123
oozing	117, 130
partial ISR	169
pedicle (血管茎)	048, 050
point dissection	022, 024, 025, 061
point dissection型剥離	022
post anal repair	204
purse-string suture	196
rectococcygeal muscle	176, 177
rectosacral fascia	041, 044
Riolan血管	069
sacrogenital fold	037, 039, 073, 075
Scenario oriented Surgery	015
SD junction	053, 057, 059, 062
sharp dissection	023, 024, 025

side-to-end型再建	154
SRA（上直腸動脈）	046, 047, 048, 109, 202
staple line	141, 145, 148, 149
stay suture	204
stoma	035, 210
subtotal ISR	169
surgical margin	114
TAMIS	208
targeting	020
Team NCC East	013, 030
TME	014, 034, 076, 081, 082
total ISR	169
transverse coloplasty	154, 208
two-hand method	022, 025, 042, 056, 057, 123
Tステージ	106
window	050, 056
wound retractor	136, 142

ア行

アンビルヘッド	142, 143, 144
意識づけ	021, 061
イソジン入り生食	132, 137, 187
一時的人工肛門	208
遺伝子配列	017
イントロン	017
陰部神経叢	212
鋭的剥離	018, 049, 056
エキスパート	019, 026
エクソン	017
演奏者	019
王道	013
横紋筋	156, 195

カ行

開肛器	190, 192
外肛門括約筋（EAS）	156, 161, 170, 195, 205, 207, 212
開腹手術	012, 022, 150, 152
カウンタートラクション	021, 037, 056, 062, 082, 104, 125
拡大手術	012
確認している時間	018
下腸間膜静脈→「IMV」の項参照	
下腸間膜動脈→「IMA」の項参照	
下直腸動脈→「IRA」の項参照	
カット	014, 018
カット割り	018
合併症	034, 070, 155, 210
合併症発生	013
合併症率	032
括約筋溝	169
括約筋間直腸切除術→「ISR」の項参照	
稼動分析	015
下腹神経前筋膜	038, 041, 043, 044
下腹壁動静脈	099
下部直腸癌	154, 156
カメラポート	076, 077
環境整備	031
鉗子ホルダー	086, 087
患者体型	027, 064
間膜付着部	036, 121, 125
記憶の定着	030
器械アーム	029
器械吻合	153, 208
器具の入れ替え	018
技術認定	031
技術評価	021
教育カリキュラム	030, 031
教育方法	021
教育目標	030, 032
狭骨盤症例	152, 180
教師の仕事	015
虚血	069, 134, 149, 210
巾着縫合	143
空間把握能力	020
口側結腸授動のための3条件	069
クランプ	128, 132, 134, 136, 141, 187, 201
クリップアプライヤー	134
クロス展開	057, 101, 107
経肛門的手縫い吻合→「CAA」の項参照	
経網嚢腔アプローチ	067
外科医教育	021
外科的肛門管上縁（Herman line）	169

索引

外科的肛門管長	169
血管外膜	052
血管茎→「pedicle」の項参照	
結紮	205, 207
結節縫合	196
結腸間膜	028, 035, 060, 065, 066, 067, 068
血流温存	070
岬角	037, 043, 047, 078, 112, 119, 144
工程分析	015
後腹膜	028, 051, 063
後腹膜下筋膜	049
肛門縁（AV）	169, 191, 192, 193, 208
肛門温存手術	156, 208
肛門管の解剖	156, 160, 169
肛門機能	194, 204, 210
肛門挙筋（LAM）	093, 156, 161, 170, 176, 195, 207
肛門鉤	199
肛門再建	210
肛門柱	192
声によるコントロール	026
国立がん研究センター東病院大腸外科チーム	013, 030
骨盤神経叢	039, 088, 091, 094, 096
骨盤底筋	212

サ行

再建方法	154, 208
再手術率	155
作業効率	015
作業分解	014, 018, 021
シーリングデバイス	022, 025
シーン	014, 018
痔核	191
時間研究	015
指揮者	019
子宮	081, 119, 131, 135
子宮仙骨ヒダ	037
止血	018, 092, 102, 117, 175, 178, 191
止血操作	018, 175, 191
止血用吸引管	117
自己ビデオ編集	030
歯状線（DL）	169, 192, 195, 208
施設間差	013, 151
自動縫合器	131, 132, 134, 138, 152
死亡率	155
視野展開	013, 019, 026, 035, 076, 118, 123
周囲組織の巻き込み	137, 147
縦走筋層（LM）	157, 207
手術教育	013, 030, 031
手術工程	016, 017
手術工程の評価	016
手術時間	012, 032, 150, 208
手術操作の分解	015, 019
手術の支配力	027
手術場面の分解	015, 019
術者のくせや好み	029
術者の支配力	026, 027
術者の力量	027
術中血流評価	210
腫瘍の大きさ	027, 128
小開腹	128, 136
上達	030, 031, 122
小腸の排除	035
上直腸動脈→「SRA」の項参照	
上方郭清	050
助手鉗子の静止保持	029
助手の作業	029
助手の力量	026, 027
神経血管束	185
進行癌	012, 085, 114
腎前筋膜	050, 055, 060
膵下縁	056, 067, 068
膵臓	067
スコープの動かすスピード	029
スコープの遠近感	029
スコープの角度	029
スコープの曇り拭き	018
スコピストの作業	029
ステープル	131, 133, 139, 146
ステープリング	147
ストレート型再建	154
ストレス	026, 035
ストローク	022, 049
頭脳労働	029

生食	132, 137, 187, 203
性腺血管	057, 063
精囊	083, 085, 105, 116, 119, 123, 131
生理的癒着	059, 062
セッティング	034, 087, 186, 187
切離回数	152
仙骨神経	212
仙骨神経刺激療法	211, 212
仙骨生殖ヒダ	037
洗浄	128, 132, 187, 196, 203
センターロード	146, 148
線で切る剥離	022
前立腺	116, 181, 197
早期癌	012
速度	022
側方郭清	035, 076
組織牽引	021, 027
組織の受け渡し	026
組織の噛み込み	022, 024
組織のキャッチボール	026, 040, 048
組織量	020, 024, 051
組織をたたく	024
疎な層	093, 098, 184

タ行

体位チェック	034
台本	014
単孔式手術	027
チームの視野展開力	026
恥骨上ポート	035, 076, 123, 141, 208
恥骨直腸筋	162, 163, 175, 177
恥骨尾骨筋	162, 177
腟	083, 114, 149
腟内診察	197
腟壁	102, 104, 115
着脱式クランパー	128, 129, 134, 141, 208
中結腸動脈	069
中直腸動脈→「MRA」の項参照	
超音波凝固切開装置→「LCS」の項参照	
腸管損傷	024, 137
腸間膜	035, 036, 047, 063, 073, 144, 202
腸骨尾骨筋	162, 177

腸把持鉗子	035, 078, 081, 087, 111, 177
直線的アプローチ	020
直腸外縦筋	185
直腸固有筋膜	036, 041, 044, 073, 109
直腸縦走筋	156, 161, 170, 176, 195
直腸洗浄	128, 132, 137
直腸縦切離法	137, 152
直腸・腟中隔	200
直腸尿道筋	185, 200
治療成績	012, 150
低位前方切除術	063, 208, 212
定型化	016, 019, 076, 156, 208
デノビエ筋膜	085, 116, 183, 185
手袋法	128, 135, 208
臀溝皮弁形成	210
点で切る剥離	022
動作研究	015
特発性便失禁	212
トラクション	040, 065, 074, 091, 102, 116, 181
トレーニング	013, 020, 030
トロックスガーゼ	130
ドワイヤン鉗子	128, 135, 138, 141
鈍的剥離	018, 024, 041, 056, 084, 115

ナ行

内外括約筋間の剥離操作	160
内肛門括約筋（IAS）	156, 162, 170, 195, 207
内視鏡外科	019, 028
肉体労働	029
尿管	057
尿管や尿道の損傷	024
尿道括約筋	212
尿道バルーン	197
『認定資格取得のための腹腔鏡下S状結腸切除術徹底レクチャー』	013, 019
熱損傷	052, 059, 115, 121, 127
粘膜脱	202, 207, 210

ハ行

排便機能	154, 210
排便機能障害	154, 211, 212

索引

パウチ	154
剥離手技	022, 025, 036
剥離層	025, 050, 055, 067, 091, 106, 115
剥離操作	018, 026, 041, 052, 073, 160
把持すべき部位	026
ハの字	039, 040, 043
脾結腸靭帯	065, 067
尾骨	076, 093, 113, 176, 177
脾臓	065
左下腹神経	072, 075
左結腸動脈→「LCA」の項参照	
左腰内臓神経	052, 053, 054
評価手法	016
評価・フィードバック	030
疲労	029
脾彎曲部	064, 066, 067, 068
脾彎曲部授動	029, 064, 067, 147
深さ	022, 037, 093
腹腔鏡下LAR	152
腹腔鏡下S状結腸切除術	014, 016, 028
腹腔鏡用剪刀	139
腹膜翻転部	036, 080, 085, 109, 118
ブスコパン	143
フック型モノポーラー電気メス	022
ふらつき	029
吻合部狭窄	155, 210
平滑筋	111, 156, 170, 176, 178
平滑筋組織	076, 158, 161, 170, 185, 200
壁側仙骨前筋膜	044
ヘラ型モノポーラー電気メス	022
ヘルマン氏線（HL）	169, 192
辺縁動脈	068, 201, 202
勉強	021, 030
便失禁	212
便排泄能	155
膀胱	109, 136, 212
縫合不全	070, 152, 155, 204, 208
縫縮	204
ポート配置	035
保険収載	012, 212
保険診療	012

マ行

膜と膜の間を剥離する作業	023, 024
膜を切る作業	023
迷っている時間	018
右下腹神経	039
右骨盤神経叢	039
右下ポート配置	099
右腰内臓神経	051
無効な作業（無効単位作業）	016, 017, 018
無作為比較試験	012
目のトレーニング	027
免疫染色	156
網嚢腔	064, 066, 067
モスキート	203, 205
モニター	014, 028

ヤ行

有効な作業（有効単位作業）	016, 017, 018
遊離癌細胞	196
癒着の程度	027, 064
要素作業	015, 016, 018, 019

ラ行

卵巣	089, 095, 101
卵巣・卵管の垂れ込み	101
リニアカッター	141, 202
輪筋層（CM）	157
輪状線維	195
連合縦走筋	156
ローンスター	190, 206
ロックアーム	029, 086, 119
ロボット手術	019, 026, 029

あとがき・推薦のことば

私と編著者の伊藤先生とは二十年来の親友である。

彼がレジデントとして国立がん研究センター東病院（以下，東病院）の骨盤外科へ入職した当時，私はその部署のリーダーであった。成り行き上，外科の手ほどきは私がした。今は知らないが，当時レジデントの給料は雀の涙ほどにはかなく，仕事の質と量はカバのうんこのように大変で，身分は奴隷並みであった。だからほんの少しでも知恵があれば普通人はレジデントにはならない。そこにあえて身を置こうとレジデントを目指して来るような人はだいたい規格外の人物である。中でも彼は激しく規格外であった。まず彼は世の中を本当になめていた。彼は都内の超エリート高校で豪華絢爛，放蕩三昧な青春を過ごしていたにもかかわらず，たった3か月間の受験勉強だけで一流国立大学に現役合格してしまっている。つまり世間様をコケにするくらい情報処理能力や理解力が高かったわけである。医療実務でも，レジデントにとって相当ハイレベルな課題でもホイホイと余裕でできてしまっていた。だから非常に有能で，実に生意気な奴というのが最初の印象であった。

しかし，手術手技に関してはさすがの彼もすぐには才能を発揮できなかった。当時一般的な外科の手術手技の教育は少なからず封建的徒弟制であった。下働きを一定期間しないと技術は伝授されないとか，さらに保守的な施設では，「技術は盗め」などとまことしやかにささやかれたものである。東病院では，当時の水準からすると破格に民主的な教育がなされていたが，それでも下部直腸の開腹手術では骨盤底まで完全に視認できるのは術者だけで第一助手でさえ満足には術野を拝めなかった。ましてレジデントの定位置である患者の股間にいる第二助手に至ってはギャラリーとして見学するほうがまだ術野を見ることができたほどである。だからさすがの彼の能力をもってしても手術手技の獲得は容易ではなかった。

それでも彼は手技の獲得に関して非常に貪欲であった。基本的に彼は会話がうまい。中でも他人から話を引き出すのがうまい。疑問点を抽出してしつこく分析した後，納得がいくまで術者を尋問するのである。解剖や手術の教科書を十分に吟味したうえで，十数年も先輩の，仰ぎ見るようでなければならぬ師匠であるはずの私に対して生意気にも理性的なhot discussionを挑んできた。そしてそれは東病院ではまったく日常的な風景であった。

そんな彼の作った本書を，2015年発刊の『腹腔鏡下S状結腸切除術徹底レクチャー』と合わせて通読した。なんと彼はまだ同じように走り続けていた。手技研究会である伊藤塾でhot discussionを継続させ，しかも完全にシステム化させていることが私を驚かせた。言わずもがなではあるが，手術の手技でこれが完成形というものはありえない。患者のメリットを追求する方向への進化が常に要望されている。本書を真剣に吟味した有能な若い読者の中の"あなた"に本書内容をブレークスルーする栄光を期待したい。本書にはそれをさせる力が込められていると思う。

2018年　春
青森県立中央病院
小野正人

国立がん研究センター東病院方式
腹腔鏡下直腸癌手術徹底レクチャー
［手術総論・TME・ISR編］

定価（本体12,000円＋税）

2018年4月10日　第1版第1刷発行

編　著　伊藤 雅昭
　　　　（いとう　まさあき）

発行者　福村 直樹

発行所　金原出版株式会社
　　　　〒113-0034　東京都文京区湯島2-31-14
　　　　電話　編集（03）3811-7162
　　　　　　　営業（03）3811-7184
　　　　FAX　　（03）3813-0288
　　　　振替口座　00120-4-151494
　　　　http://www.kanehara-shuppan.co.jp/

ⓒ伊藤雅昭，2018
検印省略
Printed in Japan

ISBN 978-4-307-20376-0

印刷・製本／シナノ印刷

JCOPY 〈出版者著作権管理機構 委託出版物〉
本書の無断複製は著作権法上での例外を除き禁じられています．複製される場合は，そのつど事前に，出版者著作権管理機構（電話 03-3513-6969，FAX 03-3513-6979，e-mail：info@jcopy.or.jp）の許諾を得てください．

付属DVDは，図書館等での館外貸出しはできません．

小社は捺印または貼付紙をもって定価を変更致しません．
乱丁，落丁のものはお買上げ書店または小社にてお取り替え致します．